中医古籍名家点评丛书

总主编 ◎ 吴少祯

王德群 ◎ 点评

神农本草经

中国健康传媒集团

中国医药科技出版社

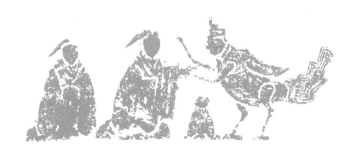

图书在版编目（CIP）数据

神农本草经/王德群点评 . —北京：中国医药科技出版社，2018.1
（中医古籍名家点评丛书）
ISBN 978 - 7 - 5067 - 9792 - 4

Ⅰ. ①神…　Ⅱ. ①王…　Ⅲ. ①《神农本草经》　Ⅳ. ①R281.2

中国版本图书馆 CIP 数据核字（2017）第 293405 号

美术编辑　陈君杞

版式设计　麦和文化

出版　**中国健康传媒集团** | 中国医药科技出版社

地址　北京市海淀区文慧园北路甲 22 号

邮编　100082

电话　发行：010 - 62227427　邮购：010 - 62236938

网址　www. cmstp. com

规格　710×1000mm $^1/_{16}$

印张　16 $^1/_2$

字数　188 千字

版次　2018 年 1 月第 1 版

印次　2021 年 12 月第 3 次印刷

印刷　三河市百盛印装有限公司

经销　全国各地新华书店

书号　ISBN 978 - 7 - 5067 - 9792 - 4

定价　45.00 元

获取新书信息、投稿、
为图书纠错，请扫码
联系我们。

《中医古籍名家点评丛书》
编委会

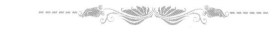

◉ | 出版者的话

中医药是中国优秀传统文化的重要组成部分之一。中医药古籍中蕴藏着历代名家的思维智慧与实践经验。温故而知新，熟读精研中医古籍是当代中医继承、创新的基石。新中国成立以来，中医界对古籍整理工作十分重视，因此在经典、重点中医古籍的校勘注释，常用、实用中医古籍的遴选、整理等方面，成果斐然。这些工作对帮助读者精选版本，校准文字，读懂原文方面发挥了良好的作用。

习总书记指示，要"切实把中医药这一祖先留给我们的宝贵财富继承好、发展好、利用好"，从而对弘扬中医药学、更进一步继承利用好中医药古籍提出了更高的要求。为此我们策划组织了《中医古籍名家点评丛书》，试图在前人整理工作的基础上，通过名家点评的方式，更进一步凸显中医古代要籍的学术精华，为现代中医药的发展提供借鉴。

本丛书遴选历代名医名著百余种，分批出版。所收医药书多为传世、实用，且在校勘整理方面已比较成熟的中医古籍。其中包括常用经典著作、历代各科名著，以及古今临证、案头常备的中医读物。本丛书致力于将现有相关的最新研究成果集于一体，使之具备版本精良、校勘细致、内容实用、点评精深的特点。

参与点评的学者，多为对所点评古籍研究有素的专家。他们学验俱丰，或精于临床，或文献功底深厚，均熟谙该古籍所涉学术领域的整体状况，又对其书内容精要揣摩日久，多有心得。本丛书的"点评"，并非单一的内容提要、词语注释、串讲阐发，而是抓住书中的主旨精论、蕴含深义、疑惑谬误之处，予以点拨评议，或考证比堪，溯源寻流。由于点评学者各有专擅，因此点评的形式风格也或有不同。但其共同之点是有益于读者掌握、鉴识所论医籍或名家的学术精华，领会临床运用关键点，解疑破惑，举一反三，启迪后人，不断创新。

　　我们对中医药古籍点评工作还在不断探索之中，本丛书可能会有诸多不足之处，亟盼中医各科专家及广大读者给予批评指正。

中国医药科技出版社

2017年8月

余序

　　作为毕生研读整理、编纂古今中医临床文献的一员，前不久，我有幸看到张同君编审和全国诸多相关教授专家们合作编撰《中医古籍名家点评丛书》的部分样稿。感到他们在总体设计、精选医籍、订正校注，特别是名家点评等方面卓有建树，并能将这些名著和近现代相关研究成果予以提示说明，使古籍的整理探索深研，呈现了崭新的面貌。我认为特别能让读者在系统、全面传承中，有利于加强对丛书所选名著学验主旨的认识。

　　在我国优秀、靓丽的文化中，岐黄医学的软实力十分强劲。特别是名著中的学术经验，是体现"医道"最关键的文字表述。

　　《礼记·中庸》说："道也者，不可须臾离也。"清代徽州名儒程瑶田说："文存则道存，道存则教存。"这部丛书在很大程度上，使医道和医教获得较为集中的"文存"。丛书的多位编集者在精选名著的基础上，着重"点评"，让读者认识到中医药学是我国优秀传统文化中的瑰宝，有利于读者在系统、全面的传承中，予以创新、发展。

　　清代名医程芝田在《医约》中曾说："百艺之中，惟医最难。"特别是在一万多种古籍中选取精品，有一定难度。但清代造诣精深的名医尤在泾在《医学读书记》中告诫读者说："盖未有不师古而有济于今者，亦未有言之无文而能行之远者。"这套丛书的"师古济今"十分昭著。中国医药科技出版社重视此编的刊行，使读者如获宝璐，今将上述感言以为序。

中国中医科学院

余瀛鳌

2017年8月

目录 | Contents

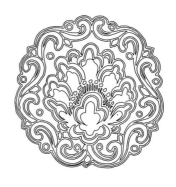

卷三 中经 ······································· 65

全书点评 | ◉

　　中医药四大经典源头是《神农本草经》。《伊尹汤液》《伤寒杂病论》均是遵《神农本草经》而成。高等中医药院校至今未开设《神农本草经》课程，以致人们对其内容比较陌生。其实《神农本草经》是一部经典中之经典！全书仅 13000 余字，语言简练，内容丰富，理论齐备，结构严谨，疗效确切，安全有效，是医药源头之著，值得大家认真阅读，深入体悟！

一、成书背景

　　没有药物，医学赖何以存在？中医药必然先有药，而后才有完整的医学。《神农本草经》是我国本草源头之作，成书年代应该早于目前的医学类书籍。后人虽有认为是东汉末年托名之作，但从体例、内容及写作风格，后人难以完成。张仲景也是东汉末年，他的《伤寒杂病论》使用药物遵从《神农本草经》，从名称和使用习惯却有不少变化，如蘗木→黄柏，葱茎→葱白，麻子→麻子仁，桃核仁→桃仁，茜根→新绛，商陆→商陆根，牡桂→桂枝，牡丹→牡丹皮，陆英→蒴藋细叶，发髪→乱发，庵䕡子→艾叶，柏实→侧柏叶，女萎→萎蕤等，由此可推测《神农本草经》成书应该早于东汉，非后人认为与张仲景为同时代著作。

二、主要学术思想与编撰特色

1. 源头之作

存世的药学著作，《神农本草经》最早！其中既有本草理论和365味药物的气味功效，"序录"中还有比较全面的医学理论。《神农本草经》为后世医药学发展奠定了基础，商代《伊尹汤液》是遵《神农本草经》而作，汉代张仲景的《伤寒杂病论》是扩《伊尹汤液》而成。

2. 理论齐备

《神农本草经》开篇首卷的"序录"是统领全经之论，医药关键理论概之无遗。首先药分三品，有品则有序，无品则害人，此为本草安全的保障之举；三品之数与一岁之日数相合，此乃为本草设岗之举也；进一步阐述药物之间的君臣佐使、阴阳配合、七情等临床用药之理；药物气、味是本草功效之本，毒性是药用安全之标尺；采集、加工、产地、辨识真伪，储藏陈新均是药物相关理论；药物制作要熟知药性，宜丸、宜散、宜水煮、宜酒渍、宜煎膏，各得其宜；疗病察源，候机为要；毒药使用之度；针对病因用药；病位与服药时间方法的选择，均在序录中有详尽阐述。最后还对各种疾病进行大致分类，抓住最主要的十二大类进行介绍。所以说《神农本草经》具备了较全面的医药理论。

3. 药分三品

人无品不立，药无品害人。《神农本草经》将本草分为三品，"上药一百二十种为君，主养命以应天。无毒，多服久服不伤人"。"中药一百二十种为臣，主养性以应人。无毒有毒，斟酌其宜"。"下药一百二十五种为佐使，主治病以应地。多毒，不可久服"。三品理论全书一贯到底，上经120种为上品，中经120种为中品，下经125种为下品。后世不明三品，无品之药泛滥，关木通、广防己的肾毒，黄药子、何首乌、千里光的肝毒，造成千万冤死生灵，神农称为本草，必须是有品，非后世只求有治病之功，不管其品，那只能叫"药"，不能称为"本草"，因为农药、毒品均是"药"也。

4. 岗位适中

《神农本草经》中只选了365种药物，后世运用实践证明，这个数目比较适中，常用中药从古至今也只是400种左右，现代的《中药学》教材及《中国药典》（2015版）常用中药也仅是400～500味左右。其实神农选用365种是"设岗"，用于治疗常见病症的常用本草这个数目就足够了，某个岗位随不同地区、不同年代，可以有同功种类的替代和更新。如细辛古代用华细辛，现代主要用辽细辛；紫草以前用硬紫草，现在用的是软紫草等，这样就保证了本草长用不衰。

5. 优选本草

自然界有治疗作用之物成千上万，近两次全国中药资源调查所查种数已达10000多种。那么多种类认识不易，更无法应用。何况有很多种类或功效不显，用于病人耽误病情；或为无品之物，用于人身产生伤害，出现安全事故。

神农的365种是从自然界中优选出来的，通览目录可知，神农优选有以下特点。

自然之物，非人工制作者。神农选择了自然界之矿物、植物和动物，非经过人工制作之物。如朱砂，是自然的矿物，而非后来人工合成之灵砂，两者毒性不同；植物类均是完整的植物器官或整体植物，而不是植物中提取的成分；动物也是如此，大者用局部，如鹿茸、羚羊角，小者用整体，如蜈蚣、蜂子等。

以植物为主体。自然界中植物吸取矿物营养，通过光合作用制造自身需要之物；动物利用植物来生存。本草以植物为主，兼顾矿物和动物，这是明智的选择。

以安全有效为准则，不安全的无品之物，疗效再好，也不选择。所以中医运用神农所选之药，按要求去做，是十分放心的。

只有资源丰富的本草，才能保证长用不衰，千万年传承下来！神农所选本草已有数千年历史，一直传承，资源是十分丰富的。

易于采集也是优选的内容。如生长环境奇特，采集困难，或个体特别微小，无法利用者也不考虑。如同是虫体被真菌寄生之冬虫夏草与僵蚕，神农选择了僵蚕，而藏医则选择了冬虫夏草。不同医学根据环境和资源量而决定。

6. 语言简练

《神农本草经》这本经典著作，记载 365 味药物，内容如此丰富，却仅用了 13000 余字。

"序录"部分，只有 636 字，却阐述了大量的医药理论，真可谓字字如金！

药物各论中，上品药字数略多，每味字数多在 21 ~ 48 字之间，中品药字数多在 14 ~ 39 之间，下品药字数多在 13 ~ 37 之间。用短短的 13 ~ 48 字就能把每味药物的药名、气味、功效介绍清楚，这真是简练有术！

7. 结构严谨

经文结构严谨，首卷"序录"，十项内容，序度合理，结构严谨。上、中、下三经之 365 种本草，根据每种描述的内容，就可以根据文中信息判断出三品本草。如上品药的白石英，功效分为三大层次，第一层次是"主"，"主消渴，阴痿不足，咳逆，胸膈间久寒"；第二层次是治疗内容，"益气，除风湿痹"；第三层次是"久服"，"久服轻身长年"。有"久服"者，皆是上经之药特征。再看下经之本草，往往只有一个层次，即"主"，如积雪草"主大热恶疮痈疽，浸淫赤熛，皮肤赤身热。"介于上、下两经结构之中者则为中品之本草。严谨的行文结构，是全书的特色之一。

8. 疗效确切

《神农本草经》选录的本草，绝大多数直至现在仍是常用本草，如人参、大黄、当归、甘草、麻黄、车前、远志、杜仲、厚朴、细辛、牛膝、茵陈、泽泻、茯苓、猪苓、柴胡、龙胆、黄连、菖蒲、天麻、贝母、牡丹、芍药、黄芩、紫草、附子、乌头、栀子、射干、白及、蚤休、桔梗、沙参、乌贼鱼骨、露蜂房、蛇蜕、麝香、牛黄、白僵蚕、龟甲、鳖甲、鹿茸、羚羊角、阿胶、滑石、龙骨、赤石脂、石膏、丹沙、代赭石、磁石等。这些药物一直是中医常用之品，临床疗效确切，甚至还有新的功效不时被人们发现。

9. 传承久远

神农所选择出来的本草，已传承几千年了，一直以安全有效护育着苍生！后世虽然又增加了很多很多的药物，但却不能传承久远，有的仅在局部地区使用。神农选择的本草，不仅在中国使用，随着文化传播，中医药逐渐被全世界认识和使用，这些本草正在走向全世界，为全人类造福。

三、学习要点

1. 读本草要识本草

现代中医药专业人员，多数认识本草不多，或根本未认识本草。为什么会出现这种现象？可能有以下两个原因。

（1）生活环境变化：几十年前，人们多数生活在农村，平时接触庄稼、蔬菜、水果、野草、小动物，不知不觉中就已认识了很多本草种类；现在人们往城里赶，高楼大厦隔断了人与自然接触的机会。

（2）学习模式变化：现在学习专业，全国统一的课本，十二年时间完成小学、中学课程，没有自我发挥的空间。上大学了，可以学专业了，又是满满的课程，考一门丢一门，大多数人只会按照规定好的程序去学习，犹如工厂批量生产产品，人的主动性减少了，自学能力多被扼杀了。学习中医药就更困难了，现在的中医药教育，是采用西医药教育模式，从根本上就发生了变异。学习方法重实验，找物质基础，而不到自然中去整体、动态学习，认中药的机会就更少了，或浅尝辄止，随后就忘了，无法真正使用起来。

现代印刷技术先进，多媒体发达，信息传送方便，但本草普及并未像其他学科那样迅速发展。社会上的药用植物公园少见，中小学课本没有本草知识熏陶，课外书籍适合青少年阅读者又是奇缺。人们在二十岁之前无法接触本草，考上大学中医药专业后才能接触，又被众多课程包围。所以系统的普及本草知识，已成当务之急！大家也可自己走出课堂，到自然中补课；好在通信技术发达，互教互学已成方便之事。

2. 走神农之路

（1）医药合璧之经典：从《神农本草经》看，她不仅仅是一部《本草经》，而是站在自然、医药的高度上，运用自然之理，深入人与本草的医药合璧之经！所以后世的《伊尹汤液》及张仲景的《伤寒论》均是与此一脉相承。

（2）神农读"天书"：神农时代，创造了如此高度的医药经典，必有非常重要的传承或启示，从传下来的"神农尝百草"这句话，提示：神农是在自然中发现本草；本草之特性，神农通过最简单、直接、敏感的方法口尝获取；自然之中尝出药物本质之特性，与人结合就成了中华民族使用了数千年的本草！自然就是一部读不完的书，没有文字，但可供从不同角度、不同时间，甚至不同高度去审视，并根据后人的接受程度，提供不同的启示，这就是读天书的特点。

（3）神农传下文字之经典：神农把读天书所获结果用语言和文字（或由后人整理）留存下来，字虽不多，一万三千余言，但大道至简，有高度，有特色，一直指导着中医药的临床发展和提高。

（4）神农重视本草之三品：药若无品，不是本草，而是毒药。所以《神农本草经》一书，从前贯穿到后，均以三品为主线，一线贯之，首篇序录（总论）一开始就介绍了上、中、下三经之三品，上品为君，养命应天；中品为臣，养性应人；下品为佐使，治病以应地。随后的宣摄合和皆由三品指导。全经分为上、中、下，上经专论上品本草，每篇均有上品药清晰的层次，每味本草皆有特殊的功效；中经专论中品本草，每篇均有中品药清晰层次，每味本草皆有特殊功效；下经专论下品本草，下品多有毒，药性猛烈，层次结构较为单一，是治病好本草，安全要注意。后世不重三品，就与神农之旨相距甚远了！

3. 医药合璧

（1）回顾古今：中医药走过几千年历程，路走得正，发展就快，未走正就会发生偏离。本草必须与临床结合，才能发挥最终疗效。

古代，医者不知本草者为多，儒生学医，读书就可以了。著本草者，多数是在文字上下功夫，并未到实地调查。几千年才出现李时珍、赵学敏、兰茂少数几个人，亲自调查，写成著作。宋代由皇家征集药物，画师绘图，成为《本草图经》，但这在本草史上也只是可怜的一二次。药物交给山野村夫去采，去加工，再卖给药商，这一批人文化不高，宝贵经验无法总结传承下来，只是一代代小范围传承着，很容易丢失。医者不了解，临床心中无数。

现今，学科分化太细，研究也深入到细胞、分子，实验室工作为多，野外、综合、博物学知识知之甚少，无法整体把握。

（2）合璧条件：今之交通、信息交流特别方便，给医药合璧带来极有利的条件。只要合理安排好学习、工作，再从社会的角度普及本草和中医学知识，就会使人们在不知不觉中建构成完整的中医药体系，为中医药合璧人才的形成创造良好的条件。

（3）合璧背景准备：做一位中医与本草全才之人，首先是文化背景，下一点功夫认识正体字，看懂文言文，这样就可以将经典容易读顺、读懂。

本草背景要做好准备，到自然中认识本草基原，了解它们三态，即形态、生态、状态，像神农那样尝百草，本草的秘密就全部向您公开了。

（4）医学背景：最后关键的是医学背景，医学背景对象是人，又转回来，人是自然的人，人是完整的、活着的、有灵气的人，要熟悉人与自然，对人的形态、生态、状态均要熟悉，人药结合，才是真正的医药合璧。

四、版本与排列

1. 版本

《神农本草经》原书已佚，后来有各家重辑本，几乎全是从宋代唐慎微编撰的《经史证类备急本草》（简称《证类本草》）中摘录出来。我们选择了清代的顾观光辑本，并参考了现代本草大家尚志钧等辑佚本。

2. 三品

《证类本草》中关于《神农本草经》的三品药物，后代根据功能，发现有些并不合适。这次点评，我们发现《神农本草经》有自身的规律，如上品多见"久服"，下品直指疾病，除寒热邪气，破积聚，愈疾者。剩下者则为中品。依此原则可较准确的分出十分之九，余下种类再参以各种辑本，综合判断。

3. 排序

《神农本草经》分为上、中、下三经，分列上品、中品、下品之药。历代辑本排列互不相同，我们尊重神农分为矿物、植物、动物三部分，在其下按现代通用的分类顺序排列更利于现代读者阅读。

五、结语

虽然该书特色甚多，但现代人阅读却有不少障碍。如：

现代人对古代的正体字（习称"繁体字"）认识有困难，我们则改为简体字。少数简体字不能正确表达古人的意思，则予以保留，如水苏、假苏的"蘇"，蘭草、木蘭的"蘭"；另外神农的"藏府"与今之"脏腑"含义有别，文中仍予保留。

古书没有标点，只有懂得其中结构，明白文义，才能正确标点。为此，我们认真探索文中结构，明白了古人的文义，从新进行了句读，减少了读者阅读困难。

学习本草，首先要能分清古今药名所指之物。《神农本草经》所选 365 种，虽然大半名称古今一致，人们能准确辨识，但仍有 90 多种有模糊之处，我们经过努力考证，基本上解决了这个难题，虽有少数可能不够准确，但已不影响阅读和应用了。

《神农本草经》传承久远，有多事者将后人之私货塞入。我们认真甄别，发现了一批，进行了清理，并作了说明，掸去了被蒙上的灰尘，使《神农本草经》以洁净的面目面向世人。

还有人们容易产生的种种疑惑，我们随文点评，帮助读者排忧解难。

相信本点评本出版，会给大家阅读带来一定的帮助，吾愿足矣！

六、致谢

承当点评《神农本草经》，缘于挚友赵中振先生之热情推荐；在一年时间内顺利完成稿件，有幸遇见一位认真负责而又善于沟通的张同君编辑；安徽中医药大学专门为我成立工作室，庆兆老师全程热情服务，包括文字录入、转换字体、校对及各种事宜。谨表诚挚谢意！

王德群

2017 年 8 月

卷一 序录

引言：此乃统领全经之论，本草关键之理已概之无遗，并能有效指导临床。十项内容：药分三品；药物配伍；药之本性；药材制备；制剂生产；疗病察源候机；毒药疗病需慎；针对病因选药；服药之法；大病之主。字仅636，文简意深，奇文也！若能熟读，学习全经必有大用也！

上药一百二十种为君，主养命以应天。无毒，多服久服不伤人。欲轻身益气，不老延年者，本上经。

中药一百二十种为臣，主养性以应人。无毒有毒，斟酌其宜。欲遏病，补虚羸者，本中经。

下药一百二十五种为佐使，主治病以应地。多毒，不可久服。欲除寒热邪气，破积聚，愈疾者，本下经。

三品合三百六十五种，法三百六十五度，一度应一日，以成一岁。倍其数合七百三十名也。

[点评] 开篇首论三品，当知其重！自然之中，有品则有序，无品则紊乱！人无品，社会渣滓；药无品，害群之马！神农录入者，皆有品之药，无品者拒之，此为原则，为的是既要有效，更要安全！若后世不明，无品之药泛滥，枉害无数生灵，悲哉！

品分上、中、下，各有标准。执之，可对全经本草分类，推而广之，新发现可治病的药也可判断其品。

三品养命、养性与治病有别，为君、为臣、为佐使有分，最终目标有不同。贯穿全经，皆遵此法则，记之有益。

三品之数，与一岁相合，是巧合，更是自然。人与药均在自然之中，自然周期变化之数中，对人与药（生物为主）最敏感的节律莫过于岁也。以此为"度"，设三百六十五岗，选三百六十五类本草以应之，治病、养性与养命，岂不更近于自然？岗位常设，本草种类可动态优选，保证了本草品种常备而不衰，三百六十五类永续相传也。

药有君臣佐使，以相宣摄合和。宜一君二臣三佐五使，又可一君三臣九佐使也。

【点评】君臣佐使是人类社会的建制，神农应用于本草，使方中之药有主、有从、有辅，主次分明，秩序井然，以相宣摄合和也。

药有阴阳配合，子母兄弟，根茎花实，草石骨肉。

【点评】上段言宣、摄、合和的级别不同三类本草组合方式，此段则言同级本草配合方式。它们有阴阳异质，子、母、兄、弟区别，根、茎、花、实差异，草、石、骨、肉不同。针对病因，根据需要而选择使用。

有单行者，有相须者，有相使者，有相畏者，有相恶者，有相反者，有相杀者。凡此七情，合和视之。当用相须相使者良，勿用相恶相反者。若有毒宜制，可用相畏相杀者，不尔勿合用也。

【点评】宣、摄、合和是上下论之，配合是横向考虑，而七情则是考虑互相关系。每药皆有"性情"，合和关系得靠医者协调！医者，怎能满足不识本草，不知其性情而胡乱合和呢？

《神农本草经》开篇序录，首段虽云三品，但不仅是针对本草谈三品，实则为临床做奠基，随之药物的宣、摄、合和，配合，七情均是紧密结合临床。医者知本草，本草学者也必须明白如何临床也。医药结合乃本草之正途，此神农之要求，后世子孙做到了吗？

药有酸咸甘苦辛五味，又有寒热温凉四气及有毒无毒。

【点评】药之味，是本草最重要的特征，最简单的尝即可获取，因而有"神农尝百草"之说也。"寒热温凉四气"，以人对自然温度体验而分，互相界限何在？如何分辨？并不清晰。全经中，出现了128味平性本草，占365味的1/3强；神农在"序录"以"气"候"寒热温凉"，而在每味本草之文中，却不见了"气"字，文如"味苦，平""味咸，寒""味辛，温"等，须通览全文以融会贯通也。

神农所选，已为有品之本草，但下品多毒，中品也有部分有毒。以药治病安全有效，两者并重，安全在前！用药治病，毒性定要掌握！

阴干暴干，采造时月，生熟，土地所出，真伪陈新，并各有法。

【点评】从自然中获取药用材料，神农仅用22个字就总结了，其中包括干燥方法，药材含有易挥发性物，就要阴干，否则可以晒干；动、植物伴随四季而生、而长、而化、而收、而藏，药材采收必须是其储备最丰富之时，因此要根据药用生物生长规律去选择具体采造时月；植物果实，未成熟前酸涩难以入口，成熟之后香甜可口，味不同，功也有别；花含苞待放香味未散，盛开之后香气散尽；这些均与生熟相关。药用生物选择不同气候和生境去生活，才能生长正常，有"橘生淮南便为橘，生于淮北便为枳"之说，同类植物橘分布淮南，而枳可分布淮北也。真伪对于本草，是关乎生命的大事！神农在365味本草命名中，运用了极大智慧，每味本草，神农都是用名称让读者直接了解其最具特色的内容，不致错采错用。另外还附有"一名"，补充说明特征，另有生态，对辨识本草颇有帮助。药材储藏时间长短与质量关系密切，有宜新取，有宜陈久，不同本草各有其法也。

药性有宜丸者，宜散者，宜水煮者，宜酒渍者，宜膏煎者；亦有一物兼宜者，亦有不可入汤酒者。并随药性，不得违越。

【点评】药内在之性，影响药物制法，后世发展成制剂学科，随各种药性，制成最适宜的剂型，如丸、散、汤、酒、膏等，以发挥更好疗效，避免不良反应。

欲疗病，先察其源，先候病机。五藏未虚，六府未竭，血脉未乱，精神未散，服药必活；若病已成，可得半愈；病势已过，命将难全。

【点评】疗病是治生病之人，首先察其源，候病机。掌握病人藏府血脉精神整体情况。疾病预后与病势相关，人体藏府血脉与精神状态仍佳，服药必活；病已成可得半愈。病势已去，则已失去治疗机会矣。

若用毒药疗病，先起如黍粟，病去即止。若不去倍之，不去十之，取去为度。

【点评】严格把握有毒之药疗病的尺度，从小剂量开始，病去即止，不去仍以黍粟为基准而倍之，十之。

疗寒以热药，疗热以寒药；饮食不消以吐下药；鬼疰蛊毒以毒药；痈肿疮瘤以疮药；风湿以风湿药。各随其所宜。

【点评】此为治疗原则，下药"除寒热邪气，破积聚，愈疾者"，即可包罗以上诸病。病的性质不同，药物必须对应才各随其宜。

病在胸膈以上者，先食后服药；病在心腹以下者，先服药而后食；病在四肢血脉者，宜空腹而在旦；病在骨髓者，宜饱满而在夜。

【点评】饮食与汤药同在腹中，为避免干扰，根据疾病的位置，而选择不同方法和时间。或许会有疑问，真需要这样吗？当你细细体验后，必有收获！

夫大病之主有：
中风伤寒寒热。
温疟，中恶，霍乱。
大腹水肿，肠澼下利，大小便不通。
贲豚上气，咳逆呕吐。
黄疸，消渴。
留饮癖食，坚积癥瘕。
惊邪，癫痫，鬼疰。
喉痹齿痛，耳聋目盲。
金疮踒折。
痈肿恶疮，痔瘘瘿瘤。
男子五劳七伤，虚乏羸瘦；女子带下崩中，血闭阴蚀。
虫蛇蛊毒所伤。
此大略宗兆，其间变动枝叶，各宜依端绪以取之。

【点评】疾病千变万化，抓住根本就可简洁表示，神农多处概括疾病，"（欲）除寒热邪气，破积聚，愈疾者，本下经"，一也；"疗寒以热药，疗热以寒药；饮食不消以吐下药；鬼疰蛊毒以毒药；痈肿疮瘤以疮药；风湿以风湿药。各随所宜"，二也；胸膈以上，心腹以下，四肢血脉，骨髓，此按部位分，三也；此段以大病之主为纲，分为十二类，"此大略宗兆，其间变动枝叶，各宜依端绪以取之。"

卷二　上经

1. 滑石

味甘，寒。主身热泄澼，女子乳难，癃闭。利小便，荡胃中积聚寒热，益精气。久服轻身，耐饥长年。生山谷。

【点评】滑石，硅酸盐类滑石族矿物。味甘，寒。养命应天之上药，泄热，利小便，益精气。李时珍曰："滑石性滑利窍，其质又滑腻，故以名之"。滑石主要含水合硅酸镁，为滑石药材正品；还有一种黏土质滑石，在江南习用，称为"软滑石"，这是地方习用品，应注意区别。滑石，甘和胃气，寒散积热，滑利诸窍，通壅滞而下垢腻，良药也。

2. 龙骨

味甘，平。主心腹鬼疰，精物老魅，咳逆，泄利脓血，女子漏下，癥瘕坚结，小儿热气惊痫。久服轻身，通神明，延年。生山谷。

【点评】以化石作药，是神农的独特选择。龙骨是哺乳动物骨骼在地球发生突然大变化时被深埋地下，经高温高压发生的变化，具有强烈的吸湿性，以舌舔之，吸舌之现象明显。此药具有重镇潜阳，消坚破积之功。

3. 龙齿

味甘，平。主小儿大人惊痫，癫疾狂走，心下结气不能喘息，诸痉。杀精物。久服轻身，通神明，延年。生山谷。

【点评】龙齿原附龙骨之中，后世均作两药使用，特将其分条叙述。味取龙骨，甘，平也。此为哺乳动物化石中带有牙齿部分，重镇之功强于龙骨。

4. 五色石脂

青石、赤石、黄石、白石、黑石脂等，味甘，平。主黄疸，泄利肠澼脓血，阴蚀下血赤白，邪气痈肿，疽痔，恶疮，头疡，疥瘙。久服补髓益气，肥健不饥，轻身延年。五石脂各随五色补五藏。生山谷中。

【点评】李时珍曰："膏之凝者曰脂，此物性黏……盖兼体用而言也"谓之石脂。石脂不仅主黄疸及解毒之功外，也适久服养命，上品本草也。

观"五色石脂"之文，与全经文体有别。若删去名称"五色"，首句"青石、赤石、黄石、白石、黑石脂等"，最后一句"五石脂各随五色补五藏"三部分内容，则文体文风就与全书一致了。疑该文的五色归五藏之论是后世误入内容，神农原名只是"石脂"。此药赤者多用，后世多称"赤石脂"也。删去疑为后世所增内容，该条文为：

4. 石脂

味甘，平。主黄疸，泄利肠澼脓血，阴蚀下血赤白，邪气痈肿，疽痔，恶疮，头疡，疥瘙。久服补髓益气，肥健不饥，轻身延年。生山谷中。

5. 云母

味甘，平。主身皮死肌，中风寒热，如在车船上。除邪气，安五藏，益子精，明目。久服轻身延年。一名云珠，一名云华，一名云英，一名云液，一名云沙，一名磷石。生山谷。

【点评】云母为硅酸盐类云母族矿物白云母。古人认为云是山川之气，云母片状而色白，被认为云之根，故名云母。磷，形容云母明净也，故"一名磷石"。珠、华、英、液、沙，皆是形容云母之形、色、状态，故有"一名云珠，一名云华，一名云英，一名云液，一名云沙"等名。云母为叶片状，易剥离成薄片，无色透明或微带浅绿色、灰色，表面光滑具玻璃样光泽或珍珠样光泽。云母不仅主身皮死肌，中风寒热，还能安五藏，益子精，明目，乃养命上品之本草也。

6. 白石英

味甘，微温。主消渴，阴痿不足，咳逆，胸膈间久寒。益气，除风湿痹。久服轻身长年。生山谷。

【点评】白石英，来源于氧化物类石英族矿物石英。"英"，"瑛"也。瑛，似玉之美石。白石英为六方柱状或粗粒状集合体，呈不规则块状，多具棱角而锋利，白色或淡灰白色，半透明至不透明，具脂肪光泽，因而有"白石英"之名也。白石英，味甘，微温。主消渴，阴痿不足，咳逆，胸膈间久寒。还能益气，除风湿痹。真乃良药也。养命之品，可久服也。

7. 紫石英

味甘，温。主心腹咳逆邪气。补不足，女子风寒在子宫，绝孕十年无子。久服温中，轻身延年。生山谷。

【点评】紫石英，古人多用紫色石英，主要成分为二氧化硅。神农所用白石英与紫石英，两者味、气相同，功之区别在于白石英主消渴，阴痿不足，胸膈间久寒，除风湿痹；而紫石英主女子风寒在子宫，绝孕十年无子。可见，白石英主在上及男性之病，而紫石英主妇人之疾。似以白、紫分阴阳而治之。对比神农所列之功，紫色石英作为紫石英更为合理。现代多用萤石，来自矿物氟化钙，与古代差异较大。

8. 空青

味甘，寒。主青盲，耳聋。明目，利九窍，通血脉，养精神。久服轻身，延年不老①。生山谷。

【点评】空青为蓝铜矿成球形或中空者。李时珍曰："空言质，青言色"。陶弘景云：诸石药中，惟此最贵，医方乃稀用，而多充画色。苏颂云：空青绝难得。李时珍云：方家以药涂铜物生青，刮下伪作空青者，终是铜青。由此可见，空青自古即稀少。

空青是神农所选上经之本草，主青盲，耳聋。明目，利九窍，通血脉，养精神之功能最全。神农还选另外四青：白青、曾青、扁青及肤青，前三者与空青作用近之，而肤青仅有解毒之功。

---

① 延年不老：此句后原有"能化铜、铁、铅、锡作金"显系后人之语误入，故删。

9. 曾青

味酸，小寒。主目痛。止泪，出风痹，利关节，通九窍，破癥坚积聚。久服轻身不老①。生山谷。

【点评】曾青为蓝铜矿之具层壳结构的结核状集合体。李时珍曰："曾，音层。其青层层而生，故名"。

曾青除主目痛，通九窍外，并能出风痹，利关节，破癥坚积聚。

10. 扁青

味甘，平。主目痛。明目，折跌，痈肿，金创不瘳，破积聚，解毒气，利精神。久服轻身不老。生山谷。

【点评】扁青为蓝铜矿矿石。《中华本草》曰："呈扁平片块状者称扁青。"尚志钧云："扁青、白青、曾青、空青均为碱式碳酸铜盐。它们的共性均能治各种目疾，能催吐、杀虫，可作疮药。扁青是硫化铜矿床氧化带中的次生矿物，和孔雀石是同类物。"

扁青与空青、白青、曾青均是神农选入上经之品。扁青主目痛。明目，利精神与空青、白青、曾青相似，但另有治折跌、痈肿，金创不瘳，破积聚，解毒气之功。

11. 白青

味甘，平。明目，利九窍，耳聋，心下邪气，令人吐，杀诸毒三

---

① 久服轻身不老：此句后原有"能化金铜"显系后人之语误入，故删。

虫。久服通神明，轻身，延年不老。生山谷。

【点评】《唐本草》曰："研之色白如碧"。尚志钧云："白青是铜盐，铜均能治目疾，并能催吐、杀虫。"

白青也是神农所选养命之品，功与空青最为近似，主明目，利九窍，耳聋，久服通神明。另有令人吐，杀诸毒三虫之功。

12. 丹沙

味甘，微寒。主身体五藏百病。养精神，安魂魄，益气，明目，杀精魅邪恶鬼①。生山谷。

【点评】丹沙，现称朱砂，为硫化物类辰砂族矿物辰砂。丹沙，丹为色，沙为形，以形色命名也。此为汞类，神农选取丹沙，为汞的硫化物，硫化汞也，硫化汞则为可服之品。使用前采用水飞之法，降低游离汞和可溶性汞的含量，减小毒性，以确保服用安全。天然丹沙是微毒之物，人工合成的硫化汞，化学成分相同，但毒性远远大于天然丹沙，即使水飞仍不能减低毒性，不可内服。

丹沙，色赤，味甘微寒而质重，清心，重镇，是安神定志之要药。

13. 玉泉

味甘，平。主五藏百病。柔筋强骨，安魂魄，长肌肉，益气。久

---

① 恶鬼：此句后原有"久服通神明不老。能化为汞"。显系古代化学家（炼丹士）之言误入，故删。

服耐寒暑，不饥渴，不老①。一名玉醴。生山谷。

【**点评**】玉泉乃产玉之处泉水，主五藏百病。后人擅改"玉屑"，不明神农之旨，功效全变。黄山考察，确见产玉之处有泉水渗出，其泉与他处不同。黄山中心为花岗岩地貌，花岗岩山体从地球深处崛起必与周边产生强烈的摩擦，因而形成玉石和温泉，并有涓涓玉泉长流不息，这就是本草之源也。

14. 紫芝

味甘，温。主耳聋。利关节，保神益精，坚筋骨，好颜色。久服轻身不老延年。一名木芝。生山谷。

15. 白芝

味辛，平。主咳逆上气。益肺气，通利口鼻，强志意勇悍，安魄。久食轻身不老，延年神仙。一名玉芝。生山谷。

16. 黄芝

味甘，平。主心腹五邪。益脾气，安神忠信和乐。久食轻身不老，延年神仙。一名金芝。生山谷。

17. 赤芝

味苦，平。主胸中结。益心气，补中，增慧智不忘。久食轻身不

---

① 不老：此句后原有"神仙。人临死服五斤，死三年色不变"，非神农关心之事，疑为后世方士之文误入，故删。

老，延年神仙。一名丹芝。生山谷。

18. 青芝

味酸，平。主明目，补肝气，安精魂，仁恕。久食轻身不老，延年神仙。一名龙芝。生山谷。

19. 黑芝

味咸，平。主癃。利水道，益肾气，通九窍，聪察。久食轻身不老，延年神仙。一名玄芝。生山谷。

白芝至黑芝皆删之可也！

【**点评**】《神农本草经》中，六芝是一类特殊的类群，它按颜色分成白、黄、赤、黑、青、紫六色。这种现象，历代未能很好解释，也绝少运用。现代中药名为"灵芝"，基原包括自然界常见的"赤芝"与"紫芝"。

曾想，神农六芝是以颜色而分，而赤芝在生长过程中，初期白色，渐变黄色，盛期赤色，朽则黑色，神农是否对不同生长阶段分而用之？

后发现《神农本草经》六芝的文体分为两类，"紫芝"文体与全书一致，并未使用五行、五色、五藏、五窍、神仙、金、玉、龙、丹、玄之类推衍之文，而白芝、黄芝、赤芝、青芝、黑芝则全是这些推衍之文，并且以"久食"而非"久服"别之。

发现以上不同，明白了，《神农本草经》只有"紫芝"一味，而其他五色配五行、五藏、五窍、神仙、久食的"白芝""黄芝""赤芝""青芝""黑芝"，即后人多事者杜撰误入之文，如删去"白芝""黄芝""赤芝""青芝""黑芝"后世所增内容，则只剩"紫芝"矣。

　　紫芝主耳聋，耳聋是老人易患之症；利关节，坚筋骨，轻身也；保神益精，好颜色，不老也。诸症减轻，延年也。灵芝，上品之药也。

20. 猪苓

味甘，平。主痎疟。解毒，蛊疰不祥，利水道。久服轻身耐老。
一名猳猪屎。生山谷。

　　【点评】猪苓是大型真菌，药用菌核。因其外表黑色，呈不规则块状，形如猪屎，以"苓"代之而称"猪苓"，生于阔叶树的根下。同类神农还选了茯苓与雷丸。三者生态不同，形态大小有别，而功效有异，猪苓体型中等，介于茯苓与雷丸之间，功效也在两者之间，既利水道，又解毒也。

21. 茯苓

味甘，平。主胸胁逆气，忧恚，惊邪恐悸，心下结痛寒热烦满，咳逆，口焦舌干。利小便。久服安魂养神，不饥延年。一名茯菟。生山谷。

　　【点评】茯苓是大型真菌，药用菌核，埋于土中，附着于松根或松木之上。神农除选用茯苓外，同时也选用了其寄主植物松树之脂(松脂)药用，有安五藏，除热之功，久服轻身，不老延年，生于松根上茯苓之功与松脂也有相似之处。

　　茯苓药材后来分为茯苓、茯神(有松根贯穿之茯苓)、茯苓皮(菌块外层黑色部分)、赤茯苓(菌块黑色皮下颜色较深部分)，但主体还是茯苓。

22. 麻黄

味辛，平。主五劳七伤。利五藏，下血寒气，多食令人见鬼狂走。久服通神明，轻身。一名麻勃。生川谷。

【点评】"麻黄"，"麻"，古乐器，称"鼗"，音"桃"，似鼓而小，大鼗谓之麻；"黄"，光彩，隆起之义。此种形态特征正与真菌类中药"马勃"吻合也，马勃雨后迅速从草地长出而隆起呈球形，大如人头，小如皮球，白皙而光彩，与"麻黄"之义合也。"一名麻勃"，"勃"有粉末状猝然排出之义，马勃生长成熟后排放孢子，乃猝然喷发也，"麻勃"之特征更与马勃相合。后世传承过程中，将"麻"字误转为"马"，导致神农"麻黄"之岗空设了几千年矣。

麻黄考为马勃，为灰包科真菌。存疑之处：马勃可以食用，未见"多食令人见鬼狂走"，或为误食有毒真菌所致？

23. 卷柏

味辛，温。主五藏邪气，女子阴中寒热痛，癥瘕血闭绝子。久服轻身和颜色。一名万岁。生山谷石间。

【点评】卷柏属于蕨类卷柏科植物，一般植物失水后干枯就会死亡，但该物与众不同者，干枯遇水又可复生！古人称"万岁"，今人称"九死还魂草"。卷柏之"枯而复生"之特色，被神农用于"主五藏邪气，女人阴中寒热痛，癥瘕血闭绝子"。

24. 松脂

味苦，温。主痈疽恶疮，头疡白秃，疥瘙风气。安五藏，除热。久服轻身，不老延年。一名松膏，一名松肪。生山谷。

【点评】松脂是取自裸子植物松树流出之树脂，功效乃生物在自然中适应能力作用于人体后之反应。松脂乃松干流出之脂，外以防御各种害虫伤害；藏于树内则使其适应严酷环境而成长。外御内安之松脂，用于人体也有类似之功，外除在肌、在肤之邪，内安五藏，久服轻身也。

25. 柏实

味甘，平。主惊悸。安五藏，益气，除风湿痹。久服令人润泽美色，耳目聪明，不饥不老，轻身延年。生山谷。

【点评】神农选择常青之松柏入药，柏用"实"，松用"脂"。两者对比：柏背阴，松向阳；柏古苍，松高洁。柏阴松阳，柏柔松刚，柏寒（或平）松温，柏补益养安，松去燥排拔。

柏实，味甘，平，滋补柔润之力最强，有"安五藏，益气"之功，还能"除风湿痹"；松脂，"味苦温"，除在肌在肤之邪，"主痈疽恶疮，头疡白秃，疥瘙风气"，松之脂同时也兼"安"之功，"安五藏，除热"。

明松柏之药性，阴阳之理明也，补泻之功明也。

26. 榆皮

味甘，平。主大小便不通。利水道，除邪气。久服轻身不饥。其实尤良。一名零榆。生山谷。

【点评】榆科植物榆树的树皮。木本植物中之乔木，精华之物多藏于树皮中，用于营养全株，调节整体。榆皮中储藏精华之物为黏液，作用于人"主大小便不通"。并利水道，除去邪气。另外，榆皮也是充饥的好粮食，荒年可救命。

27. 杜仲

味辛，平。主腰脊痛。补中，益精气，坚筋骨，强志，除阴下痒湿，小便余沥。久服轻身耐老。一名思仙。生山谷。

【点评】杜仲科植物杜仲之树皮。杜仲皮中胶丝最多，折断之后仍连而不分，真有"打断骨头连着筋"之感觉，见过者均会留下深刻印象。这种特色树皮被神农看重，选其主腰脊痛，补中，益精气，强筋骨，强志之功，久服轻身耐老。此乃老年人的一味药性平和壮筋骨好药。

28. 白英

味甘，寒。主寒热八疸，消渴。补中益气。久服轻身延年。一名毂菜。生山谷。

【点评】白英为上品药，久服轻身延年。现代认为白英为茄科植物白毛藤，从功效看，两者没有共同点。神农"一名毂菜"，一句道出秘密！桑科的构树，又名毂树，春天萌发之幼嫩雄花序是民间之佳肴"毂菜"。构树之实名"楮实子"是常用本草，神农未以"楮实子"为名，而以"白英"为名，因"毂菜"带有白毛，叶、皮肉均有白色乳汁，"白英"之名颇为贴切。后世误以茄科白毛藤代之，其味苦，无白英主寒热八疸，消渴之功，更不具备补中益气也。

29. 麻子

味甘，平。补中益气。久服肥健不老。生川谷。

【点评】神农之"麻子"，今之"火麻仁"，乃桑科大麻之果实。果实内含丰富的油脂，神农谓"补中益气"，"久服肥健不老"。纯补之上品本草，现代多取其润燥滑肠，利水通淋，活血之功用于临床。

30. 屈草

味苦，微寒。主胸胁下痛，邪气肠间寒热，阴痹。久服轻身益气耐老。生川泽。

【点评】神农之屈草，久不知何物。其功，上经之药，除"主胸胁下痛，邪气肠间寒热，阴痹"，还可"久服轻身益气耐老"。如此重要之本草失传，甚为可惜！屈草特色在"屈"，弯曲，委屈。本草之中，根与根状茎盘亘曲折，并"生川泽"之中者，蓼科虎杖也！虎杖味酸、苦，寒，活血散瘀，祛风通络，其功近也。古之屈草与虎杖相连，使屈草得到新生，既可发掘神农之功效，又能增添后人之经验也。

31. 蓝实

味苦，寒。解诸毒，杀蛊蚑、鬼疰、螫毒。久服头不白，轻身。生平泽。

【点评】神农选择蓼蓝之实解毒杀蛊，后世解毒多以"蓝"之茎叶为主，来源分为蓼科的蓼蓝，爵床科的马蓝，十字花科的菘蓝等，而真正的蓝实已少见使用。神农蓝实为上经之药，"久服头不白，轻身"。而后世仅用茎叶之蓝只能解毒，而非上品之本草也。

32. 王不留行

味苦，平。主金创。止血，逐痛，出刺，除风痹内寒。久服轻身，耐老增寿。生山谷。

【点评】来自石竹科王不留行的种子。王不留行与麦子物候一致，是典型的夏眠植物（夏天炎热气候休眠的植物），利用有限的春天时间快速生长，种子在花后迅速成熟，开花与结果所用时间周期短，尤其果实从孕育到成熟，不足一个月时间。药用选择种子快速成长之习性，乃取其急速之性也。

33. 地肤子

味苦，寒。主膀胱热。利小便，补中，益精气。久服耳目聪明，轻身耐老。一名地葵。生平泽及田野。

【点评】藜科地肤的果实称地肤子。地肤，即农家常作扫帚苗种植或野生村庄附近的野草，嫩苗是野生佳肴，老苗可扎扫帚。至贱之草，清膀胱热而利小便，还可久服养命，真乃良药也。

34. 芡实

味甘，寒。主青盲。明目，除邪，利大小便，去寒热。久服益气

力，不饥轻身。<small>一名马苋。生川泽。</small>

【点评】苋实为苋科植物苋的种子。"苋"是明目之草，因此在"见"字上加草字头。神农用苋之种子"主青盲，明目，并能益气力，不饥轻身"。后世苋仅作蔬菜，苋实未见入药，但另一种同为苋科植物的种子却为常用本草青葙子，为"祛风热，却肝火，明目退翳"之良药。"一名马苋"，云苋之植株高大也。

神农明目之"苋实"为何在后代改为"青葙子"？首先两者同属苋科，功相近也；青葙野生，适应能力强，资源丰富，因而在传承过程中替代了苋实。

35. 牛膝

味苦，平。主寒湿痿痹，四肢拘挛，膝痛不可屈伸。逐血气，伤热火烂，堕胎。久服轻身耐老。<small>一名百倍。生川谷。</small>

【点评】牛膝为苋科植物牛膝的根。神农命名本草有特色，常以人们熟悉的动物命名本草。本草牛膝不是牛的膝盖，而是一种节部膨大如牛之膝盖的草本植物。它生长在潮湿之处，根长而深扎，有主寒湿痿痹之功。原取野生，后来栽培，并以河南怀庆府质量最优，称为怀牛膝。而四川选用近似牛膝的种类，取其功近而代之，称为"川牛膝"也。"一名百倍"，喻"牛膝"力气之大，也指功之伟也。

36. 辛夷

味辛，温。主五藏身体寒热，风头脑痛，面䵍。久服下气，轻身明目，增年耐老。<small>一名辛矧，一名侯桃，一名房木。生山谷。</small>

【点评】辛夷来自木兰科植物白玉兰、望春花及武当玉兰，药用花蕾。辛夷之花孕期漫长，五月孕育，次年三月开花，足有十个月时间，植物界罕见也。孕育期间，花蕾不断积累辛香之气味，外有层层花被鳞片保护而不散失，气味浓郁。冬季来临，树叶落尽，枝头却布满毛茸茸的花蕾，形似小桃，等待春季转暖应候而开放，花蕾耐寒能力强也。

辛夷不同地域选用不同种类入药，东部安徽等地以白玉兰花蕾，向北的河南以望春花花蕾，向南则选用武当玉兰花蕾。

37. 牡桂

味辛，温。主上气咳逆，结气，喉痹，吐吸。利关节，补中益气。久服通神，轻身不老。生山谷。

【点评】神农将来源于樟科植物肉桂的本草分为两种：牡桂与菌桂，从名称与功效比较可见，"牡"有蓬勃向上的健壮之义。药用不仅主上气咳逆，结气等，还能利关节，补中益气，是一种攻补兼用之品。张仲景《伤寒论》第一方"桂枝汤"中桂枝之药证，与神农"牡桂"之功颇相吻合。《伤寒论》中，桂枝、厚朴均有去皮之要求，其实药用枝或皮之药材，"去皮"乃剔除药材外围粗糙不能入药的粗皮（即木栓）而已，不要误解为再度去其药用之皮也。

38. 菌桂

味辛，温。主百病。养精神，和颜色，为诸药先聘通使。久服轻身不老，面生光华，媚好常如童子。生山谷。

【点评】菌桂，樟科肉桂树干之皮，名称与药材形态相关。

肉桂生于南亚热带，空气湿润，树干表层多附着诸多菌藻之物，取皮入药，神农命之"菌桂"。菌桂多是树干之皮，滋补之功胜于牡桂，而"主百病。养精神，和颜色，为诸药先聘通使"也。

39. 石龙芮

味苦，平。主风寒湿痹，心腹邪气。利关节，止烦满。久服轻身明目，不老。一名鲁果能，一名地椹。生川泽石边。

【点评】石龙芮，毛茛科水草，早春生长，至夏枯萎，神农用其"主风湿寒痹，心腹邪气"，并能"利关节，止烦满"，久服"轻身明目，不老"，真乃良药也！石龙芮资源十分丰富，荒芜的水田之中及溪沟边、浅水池塘中多有分布，生长繁茂。易获而功著之良药后世却不见使用，甚是可惜！究其因，其药性可能被误解。毛茛属植物（包括石龙芮）新鲜时含有白头翁苷，该物刺激皮肤与黏膜，可致红肿，起泡，人们多误认为有毒，轻易不敢使用。其实这种刺激物，晒干或经煎煮，就不再产生刺激作用。李时珍还记载了"江淮人三四月采苗，瀹过，晒蒸黑色为蔬"，足证无毒也。无毒之良药，应重新启用，造福众生！"一名地椹"，它的果序与桑椹大小及形态均相似，草本之果，称之"地椹"。据此名，或认为药用部位是种子，"地椹"只是"一名"，非指药用部位。

40. 鸡头实

味甘，平。主湿痹，腰脊膝痛。补中，除暴疾，益精气，强志，令耳目聪明。久服轻身不饥，耐老神仙。一名雁喙实。生池泽。

【点评】神农之鸡头实，现称芡实，来源于睡莲科水生大草本芡的种仁。芡生于水中，叶硕大有刺。硕大之体只是种子产生之苗，种子贮藏之物精良可想而知，神农选用，是颇具特色之药。芡之实形如仰视之鸡头；生于水中央之果实，露出水面部分如雁的尖嘴（喙），"一名雁喙实"也。

生于水中，主湿痹导致的腰脊膝痛；果实"味甘，平"，内贮精华之物，"补中，益精气，强志"；种子类多能明目，又令"耳目聪明"也。

41. 藕实茎

味甘，平。补中，养神，益气力，除百疾。久服轻身耐老，不饥延年。一名水芝丹。生池泽。

【点评】藕，睡莲科植物。神农命名本草，称"藕"，不称"莲"，重用也。藕居地下，非根，乃茎也。肥大、肉质，全称"藕实茎"也；另有藕蔗（藕丝菜），亦卧地下，但不实，非实茎也。

藕生水中，夏长，冬天休眠。甘平能补，主补中，养神，益气力，除百病。适于食疗，久服则轻身耐老，不饥延年。

后世取藕根状茎之节用之，称藕节；将种子用之，称"莲子"；还有用莲子心、莲须、莲房、荷叶、荷梗的，此乃同种植物多器官药用也。神农则用其最有价值的器官，首选"藕实茎"也。

42. 细辛

味辛，温。主咳逆，头痛脑动，百节拘挛，风湿痹痛，死肌。久服明目，利九窍，轻身长年。一名小辛。生山谷。

【点评】细辛，来自马兜铃科细辛、辽细辛等植物。神农命名，特色鲜明，细而辛者，无过于细辛！沿此特色，可使千古不乱。细辛产地，在亚热带山区及温带，早期以华山的华细辛为名产，现以辽宁的辽细辛为最优。神农将细辛列于上经，久服明目，利九窍，轻身延年。历史上有误认为细辛为毒药，用量微而难奏其效，细辛入汤剂按常量是安全的，否则《伤寒论》就无法传承近两千年了！

43. 杜若

味辛，微温。主胸胁下逆气。温中，风入脑户，头肿痛，多涕泪出。久服益精明目，轻身。一名杜蘅。生川泽。

【点评】杜若，来自马兜铃科细辛属植物杜衡。杜若，自神农以来，一直被误认。其实，神农"一名"已道明：即"杜蘅"也！神农之"杜蘅"，今称"杜衡"，杜衡与细辛同类本草，分布与生境不同，习性有别，功效完全不同。从分布看，杜衡在南，细辛在北；从生境看，杜衡生于低海拔半阴环境，细辛生于中高海拔阴湿环境；从习性看，生于温带与高海拔的细辛，辛味内蕴，只能口尝，无法鼻嗅，生于亚热带低海拔的杜衡，则辛香之气浓烈，口尝辛味不浓，还略带苦味。加之该类植物畏热，杜衡利用早春生长，夏天就静卧地下休眠了。诸多不同，导致功效差异甚大，细辛多入于内，而杜衡多行于外也。

44. 菥蓂子

味辛，微温。明目、目痛泪出，除痹，补五藏，益精光。久服轻身不老。一名蔑菥，一名大蕺，一名马辛。生川泽及道旁。

【点评】菥蓂，十字花科植物。"析"，解除也；"冥"，"昏暗"也。此物主明目，目痛泪出，补五藏，益精光，正是"析冥"也。冠以草头，药用其子，即"菥蓂子"。神农选用十字花科两种本草，以子入药，以功命名，解除昏暗称"菥蓂"，疏决水道名"葶苈"。

后世菥蓂子沦落为民间药物。但菥蓂确为良药，幼苗为野蔬佳肴。民间一直珍视它，江苏、安徽一带将其全草入药，称为"苏败酱"。建议重视"菥蓂子"明目之功，重新启用本草"菥蓂子"。

45. 蓬蘽

味酸，平。安五藏，益精气，长阴令坚，强志倍力，有子。久服轻身不老。一名覆盆。生平泽。

【点评】蓬蘽，蔷薇科小灌木。神农之蓬蘽，"蓬"言其枝叶繁茂，"蘽"言其基部木质，上部草状，中有累累之果。蓬蘽分布广泛、资源丰富，结实率高，植株低矮，生于低山，采集方便。

药用实中之子，味酸，平。是安五藏，益精气之良药也。

后世据神农"一名覆盆"，而选用同属其他种类，如掌叶覆盆子等代之，并且为了便于干燥，采收未成熟之果实，养命之功减弱。追根溯源，可以澄清本草品种传承中之混乱。

46. 蕤核

味甘，温。主心腹邪结气。明目，目赤痛伤泪出。久服轻身，益气，不饥。生川谷。

【点评】蕤核，来自蔷薇科植物单花扁核木的核仁。李时珍曰："其花实蕤蕤下垂"。蕤，草木花垂貌，而谓之"蕤"。主产内蒙古、山西、陕西、甘肃等温带半干旱地区。核仁油润，味甘，温，甘润而温通，主心腹邪结气；种子类多有明目之功，能治目赤痛伤泪出。

47. 合欢

味甘，平。安五藏，利心志，令人欢乐无忧。久服轻身明目，得所欲。_{生山谷。}生山谷。

【点评】合欢，豆科植物合欢的树皮。地球围绕太阳公转同时也进行自转，形成昼夜节律。地球万物适应昼夜节律而作息有时，与昼夜节律协调。植物适应昼夜节律，合欢乃典型之例。合欢叶朝开暮合，被神农利用调节人类与地球自转节律不协调的失眠状态，"主安五藏，利心志，令人欢乐无忧。"考察其他植物，发现叶有朝开暮合习性者，多有治疗失眠之效。如：民间广泛运用花生叶治失眠；含羞草安神；生于水中的蕨类植物蘋安神；酢浆草科植物酢浆草叶治疗失眠。这些植物之叶均能感知地球昼夜节律而朝开暮合也。

48. 云实 华

味辛，温。主泄利肠澼。杀虫蛊毒，去邪恶结气，止痛除热。久服轻身，通神明。_{生川谷。}生川谷。

华 主见鬼精物。多食令人狂走。

【点评】云实为豆科木质大藤本，枝干密生倒钩刺，果实生于枝顶，似在云端，名为云实。味辛，温。辛者，性烈也，"主泄利肠澼"，还能"杀虫蛊毒，去邪恶结气，止痛除热"。但仍可久服，上经之药也。神农选出"云实"，既可祛邪，又能扶正，但后世应用较少，常用本草没有记载，只是不同地域民间药中使用。应重新认识云实，发挥其价值。华之正体为"華"，有草字头。在《神农本草经》中，草本植物之花，用"花"，而木本之花多选"華"字。云实为木质大藤本，则用"華"也。

49. 决明子

味咸，平。主青盲，目淫肤赤白膜，眼赤痛泪出。久服益精光，轻身。生川泽。

【点评】决明子，豆科植物决明的种子。神农选用决明子，主以明目之功。后世扩大治疗范围，还用于利水通便，治肝硬化腹水，小便不利，习惯性便秘等。

50. 耆实

味苦，平。益气，充肌肤，明目聪慧，先知。久服不饥，不老轻身。生山谷。

【点评】"耆"，"蓍"非同种植物。草头之"蓍"乃被认为是菊科之草，去草头则为黄耆之耆。《神农本草经》传承中，称为"蓍实"，后人多认为是蓍草之实。蓍草果实细小，难以收集，形不成药材，历代并无药材供应，亦无医生应用，几千年不见临床资料，空有其名而已。

与豆科植物黄耆同属的背扁黄耆之实，宋代已被选用，后被称为"沙苑蒺藜"或"沙苑子"而成为常用本草。味甘，微苦，温。补肾固精，益肝明目。主治肝肾不足，腰痛膝软，遗精早泄，小便频数，耳鸣眩晕，眼目昏花。功与神农所载"菁实"颇为接近。

菁实，应为神农的正名，并选用黄耆或近缘种之实入药，后世失传，到了宋代又重新发现近缘的背扁黄耆种子功效独特而被利用，成为一种常用中药。

神农所选为"耆实"，非"蓍草之实"，即后世的"沙苑子"也。

51. 甘草

味甘，平。主五藏六府寒热邪气。坚筋骨，长肌肉，倍力，金创尰，解毒。久服轻身延年。生川谷。

【点评】甘草，味甘之草。甘草根与根状茎甘味纯正，豆科植物，生于沙漠之中，这些特征是其他植物不具备的，神农优选为上品之药，"主五藏六府寒热邪气"。

我国有甘草属植物八种，分为两类。有甘味的甘草、光果甘草和胀果甘草被选用；不具甘味的刺果甘草、圆果甘草均被视作甘草伪品。

甘草耐旱、耐寒和喜光，分布于我国温带。有"西草"与"东草"之分，"西草"产于内蒙古西部及陕西、甘肃、青海、新疆等地，以直立主根为多，质实体重，粉性足，品质为优；"东草"产于内蒙古东部、东北地区及河北、山西等地，多为横生根状茎的条草，皮粗、质松体轻，品质次之。

52. 蒺藜子

味苦，温。主恶血。破癥结积聚，喉痹，乳难。久服长肌肉，明目轻身。一名旁通，一名屈人，一名止行，一名豺羽，一名升推。生平泽或道旁。

【点评】蒺藜科神农仅选此一种，用果实。蒺藜最大特点是果实四周有硬刺，五枚果瓣，每枚均有长短硬刺各一，无论如何着地，四周均是锐利的棘刺，生于路边，人们行走必须主动避让，以防伤足，所以有"一名旁通，一名屈人，一名止行"等。神农选其果实药用，取刺破通之力，主恶血；破癥结积聚，喉痹，乳难。本身又为种子，"久服长肌肉，明目轻身"。

53. 防葵

味辛，寒。主疝瘕，肠泄，膀胱热结溺不下，咳逆，温疟，癫痫，惊邪狂走。久服坚骨髓，益气轻身。一名梨盖。生川谷。

【点评】防葵，乃神农上经之药，基原至今不明，憾事也。"防葵"，"防"，"遮蔽"之义；"葵"去草头为"癸"，"揆度"也；合而言之，"生长茂盛之草遮蔽而无法揆度地面也"，这正是大戟科植物"地锦草"生长状态。地锦，地之锦也，生长茂盛，铺于地面，有铺地锦、铺地红、花被单、被单草诸名称。防葵"一名梨盖"，"梨"通"黎"，"众多"之义，"盖"，泛指白茅编的覆盖物，合言也是众草覆盖地面之义，是补充说明"防葵"之名也，均与地锦相合。

地锦草，大戟科铺地草本，味辛平，主治痢疾、泄泻，小儿伤食泄泻和疳积羸弱，利小便，尿路感染。防葵也"味辛，寒。主疝瘕，肠泄，膀胱热结溺不下"。两者十分接近。地锦草分布广泛，资源丰富，一直是方便有效而常用的民间药。地锦即防葵，使神农上品之良药再见天日矣。

54. 蜀椒

味辛，温。主邪气咳逆。温中，逐骨节皮肤死肌，寒湿痹痛，下气。久服头不白，轻身增年。生川谷。

【点评】蜀椒，花椒也，芸香科灌木花椒的果皮。蜀之盆地湿热之境，为使人体正常排泄，麻辣之花椒成为蜀人常食之物，观神农所主与治，皆辛、温之功，祛寒湿，主咳逆，温中，下气也。花椒，特称为"蜀椒"也。

55. 秦椒

味辛，温。主风邪气。温中，除寒痹，坚齿发，明目。久服轻身，好颜色，耐老增年，通神。生川谷。

【点评】秦椒与蜀椒，味与功均相似，同类也，两者当以地名分之。今认为花椒包括两种来源，一为花椒，一为青椒，考虑青椒并不分布陕西、四川，不应为秦椒及蜀椒基原。而竹叶椒在陕西、四川均有分布，并且冬季常绿；花序腋生（花椒顶生）；果实粒大而纹浅；种子不及花椒色黑也。竹叶椒之气味独特，被作为菜肴佐料，不逊于花椒。秦椒即芸香科竹叶椒也，果实青色时作为菜肴，亦称"青花椒"也。

56. 远志

味苦，温。主咳逆伤中。补不足，除邪气，利九窍，益智慧，耳目聪明不忘，强志倍力。久服轻身不老。叶名小草。一名棘菀，一名葽绕，一名细草。生川谷。

【点评】远志，来自远志科植物远志的根皮。"益智、强志"之功能，而称"远志"。

一名"小草""细草"，是以形名之。它是小草本，叶宽不足一毫米。不起眼的小草却有肥厚的根皮和"远志"之功，实为难得。"一名棘菀"，言其生于山坡荆棘中，成丛茂盛貌；"一名葽绕"，也是形容植株虽小而不起眼，但生命力顽强，长势茂盛也，花开艳丽。

我国远志属植物数十种，作"远志"者仅以远志为主，西伯利亚远志辅之，分布北部温带地区。药材以山西、陕西产量最大，中心产区在陕西、山西、河南三省交界，黄河北界各县。

57. 干漆　生漆

味辛，温。主绝伤。补中，续筋骨，填髓脑，安五藏，五缓六急，风寒湿痹。久服轻身耐老。生川谷。

生漆　去长虫。

【点评】漆科植物漆树，分泌乳汁，是自体运输的营养物质，兼有防御功能。漆，漆树分泌的乳汁，可以补液粘体，而有"主绝伤，补中，续筋骨，填髓脑，安五藏，五缓六急，风寒湿痹"之功。陈漆，药用称"干漆"，神农选用。"生漆"乃漆树受伤后流出之汁，自我防御之物，去长虫乃自身需求也。新鲜之漆汁含有挥发性物质，敏感者可致过敏反应。神农选用干漆药用，取其用而避其害也。

58. 龙眼

味甘，平。主五藏邪气。安志，厌食。久服强魂聪明，轻身不老，通神明。一名益智。生山谷。

【点评】神农命名是以果大而圆，似龙之目也。来源于无患子科龙眼，味甘，平，主五藏邪气，乃上品之本草。生于南亚热带，古人罕见食用，故神农选之作为上经之本草，养命以应天也。

59. 大枣 ^叶

味甘，平。主心腹邪气。安中，养脾，助十二经，平胃气，通九窍，补少气少津液，身中不足，大惊，四肢重，和百药。久服轻身长年。生平泽。

叶 覆麻黄能令出汗。

【**点评**】枣，鼠李科乔木。枣类有刺，"束"音"刺"也，两束直排，言其高，为"棗"（后简化为"枣"）字，两束并排，言其矮而丛生状，酸枣。枣味甘，养脾，脾健而周身均受惠，故云助十二经。此"十二经"泛指人体周身的范围，神农本草无药物归经之说。药物归经是金元时期才出现的内容。

60. 酸枣

味酸，平。主心腹寒热邪结气聚，四肢酸疼湿痹。久服安五藏，轻身延年。生川泽。

【**点评**】两种枣类果实，大枣味甘，酸枣味酸。虽然均主心腹邪气，但大枣安中养脾；酸枣治四肢酸疼湿痹。大枣理人体之中轴，酸枣疏人体之外周。后世改酸枣为酸枣仁，味变为甘，功亦变为宁心安神，养肝敛汗。神农所云酸枣的"主心腹寒热邪结气聚，四肢酸疼湿痹"之功全不见了。本草药用部位变化会导致功效之变也。

61. 葡萄

味甘，平。主筋骨湿痹。益气，倍力，强志，令人肥健，耐饥，忍风寒。久食轻身不老延年。可作酒。生山谷。

【点评】葡萄，属于葡萄科木质藤本。葡萄，有人认为是张骞出使西域带回的种类，其实我国古已有之。张骞带回或为不同品种，而我国葡萄属植物很多，药用之种并不需要人工培育专作水果用的硕大之品，野生品往往功效更佳也。神农选择当时人们食用尚不普遍而有养命之物作为本草，如主产北部之大枣，主产东部之藕实茎，主产南部之龙眼，主产西部之葡萄，作为上品，调整人体，养命以应天。

62. 冬葵子

味甘，寒。主五藏六府寒热，羸瘦，五癃。利小便。久服坚骨，长肌肉，轻身延年。

【点评】王祯《农书》曰："葵为百菜之主，备四时之馔，本丰而耐旱，味甘而无毒……子若根则能疗疾，咸无弃材。诚蔬茹之上品，民生之资助也。"由此可知，古人颇重冬葵也，古人多种植食用。冬葵，锦葵科植物，又称葵菜、冬寒菜，嫩叶作蔬菜，种子、全草入药。近代，种植稀少，冬葵子已无货源，多用苘麻子代之，亟需恢复神农所选上品常用良药"冬葵子"，以供临床运用。

63. 姑活

味甘，温。主大风邪气，湿痹寒痛。久服轻身，益寿，耐老。一名冬葵子。

【点评】"姑活"是全草的本草名，种子为"冬葵子"。

冬天耐寒之蔬难得，姑活生长于冬季，耐寒能力强，体内还含有大量黏液细胞，分泌之黏液食之爽口，又被称为滑菜。

姑活耐寒之性用于本草，可"主大风邪气，湿痹寒痛"；黏滑之物久服，有助轻身益寿也。

64. 白瓜子

味甘，平。令人悦泽好颜色，益气不饥。久服轻身耐老。一名水芝。生平泽。

【点评】白瓜子，即葫芦科食用的冬瓜种子。白瓜，即冬瓜，常见之蔬菜，"初生正青绿，经霜则白如涂粉。其中肉与子亦白，故谓之白瓜"（《本草图经》）。白瓜肉中多水汁，"一名水芝"也。

"白瓜子"被神农选为上品，令人悦泽好颜色，益气不饥。后人不知上品养命本草之原义，而改为清肺化痰、消痈排脓、利湿等下品本草之功，此与神农之原意有悖也。

65. 山茱萸

味酸，平。主心下邪气寒热。温中，逐寒湿痹，去三虫。久服轻身。一名蜀枣。生山谷。

【点评】"茱萸"所指为重阳登高所用之物，即芸香科吴茱萸也。山茱萸，山茱萸科植物山茱萸果肉药用，与吴茱萸果期相同，也为红色，生于山区，以"山茱萸"称之，名虽相似，但功效有别。山茱萸酸、平，酸可通下；吴茱萸辛、温，辛则开腠理。

66. 人参

味甘，微寒。补五藏，安精神，定魂魄，止惊悸，除邪气，明目，开心益智。久服轻身延年。一名人衔，一名鬼盖。生山谷。

【点评】神农以"参"命名六种药物，人参、丹参、沙参、苦参、玄参、紫参，后来发现"参"与天上星宿相关。天上二十八星宿，分于天穹之四方。参、商二星，在天穹中一西一东，此出彼落，从来没有机会见面。神农巧妙地运用"参"来命名具有滋补人体的六种药物，而用"商"来命名另一类具有峻下逐水的泻药商陆。攻补是功效相反的两类药物，犹如二星，参商互不相见也。

清代，细小人参药性平和，作为小儿之需，称为"太子参"。20世纪中期，有人以石竹科"孩儿参"块根冒充"太子参"，孩儿参，植物称为"异叶假繁缕"，与五加科人参形态、生态、功效均不相关也。近年来，人们大面积栽培，鱼目混珠，真正的太子参已不见使用，市场上所见的"太子参"，均是冒名顶替的"孩儿参"。本草中这种乱象必须纠正。如果孩儿参确有功效，就以"孩儿参"为名另成一药，不必张冠李戴，造成混乱。

67. 独活

味苦，平。主风寒所击，金创。止痛，贲豚，痫痓，女子疝瘕。

久服轻身耐老。一名羌活，一名羌青，护羌使者。生山谷。

【点评】独活，伞形科植物。神农之"独活"，"一名羌活"，本为一物，后分"独活"与"羌活"两种。究其因，在"独活"条下有"羌活"一名。其实正名"独活"是言其效，该药可救活病人，"独活"也。非《名医别录》："此草得风不摇，无风自动"之"独自活动"。"一名羌活"则指产地。"正名"言效，"一名"言地。后人不知，分为两种，把羌地最优的独活作为"羌活"，而又另寻一种伞形科植物作为"独活"使用。神农所用独活为伞形科羌活或宽叶羌活，现称羌活；而现称独活者，是后人误解的另一类药物。神农的"独活"是正名，"羌活"为"一名"，所指为一物。后来出现的"独活"非神农之"独活"，不能混为一谈。

68. 茈胡

味苦，平。主心腹肠胃结气，饮食积聚寒热邪气。推陈致新。久服轻身，明目，益精。一名地熏。生川谷。

【点评】"茈"有"紫""柴"两种读音，茈胡则读为"柴"，后人为区分两字，以木易草，而改"茈"为"柴"，成为"柴胡"也。

茈胡为伞形科植物，叶与禾本科植物相似，狭长而具平行脉，此为"草"之特征，"此"字加"草"字头成"茈"。但其基部则易木化而坚硬，尤其是牧区，经过牲畜多次啃食，其基部木化尤显，此又为"木"之性。"此"草下为"木"质茎，相加为"柴"字，"茈"字也读"柴"音。一物兼备草木之性，亦为罕见者也。

茈胡虽为伞形科植物，但其辛香之气味并不浓烈，神农云其味苦，平。味苦则泻，推陈致新也。

69. 蛇床子

味苦，平。主妇人阴中肿痛，男子阴痿湿痒。除痹气，利关节，癫痫恶疮。久服轻身。一名蛇米。生川谷及田野。

【点评】蛇床子生于下湿之地，乃蛇虺喜卧之处，故称"蛇床"，其实细小，成熟撒落，"一名蛇米"。

神农选伞形科药物多种，唯有蛇床用果实；蛇床味苦，与同科植物味多辛、甘不同；蛇床为速生的一年生植物，春萌夏枯，夏眠植物也；蛇床喜生湿地，与蛇虺同处，生境异也；蛇床子，以苦而泄；生于湿处的夏眠植物，收湿之功显，合之乃蛇床所主之功也。

70. 防风

味甘，温。主大风头眩痛，恶风，风邪目盲无所见，风行周身骨节疼痹，烦满。久服轻身。一名铜芸。生川泽。

【点评】"防风"之名颇具特色，防者，御也，其功疗风最要，故名。药用伞形科植物防风，该属仅此一种，产东北与华北等地。以黑龙江产量最大。

防风药用根，粗而长，味甘，温，为上经之本草，久服轻身，治恶风、风邪之虚证。

71. 秦皮

味苦，微寒。主风寒湿痹，洗洗寒气。除热，目中青翳白膜。久服头不白，轻身。生川谷。

【点评】神农选择两种具有苦味的树皮药物，气有寒与温之不同，温者主寒，如厚朴；微寒之秦皮，寒、热均可调和，既主风寒湿痹洗洗寒气，又可除热，目中青翳白膜，并且适合久服，使头不白而轻身。

秦皮为木犀科梣属多种木本植物之树皮，主要分布温带地区，树皮微寒；厚朴为木兰科植物树皮，分布于亚热带地区，树皮气温。

72. 翘根

味甘，寒。下热气，益阴精，令人面悦好，明目。久服轻身耐老。生平泽。

【点评】神农所选"翘根"，连翘之根，木犀科植物。张仲景称"连轺"。张锡纯曰："其性与连翘相近，其发表之力不及连翘，而其利水之力则胜于连翘，故仲景麻黄连轺赤小豆汤用之，以治瘀热在里，身将发黄，取其能导引湿热下行也。"

连翘与翘根，同种植物不同部位。神农将翘根列于上品，"久服轻身耐老"，连翘却不能久服，此亦两者区别也。翘根后世少见应用，上品之本草失传可惜也！

73. 女贞实

味苦，平。补中，安五藏，养精神，除百疾。久服肥健，轻身不老。生山谷。

【点评】女贞，木犀科植物，常绿小乔木，凌冬青翠，贞女状。常绿之女贞，能延伸至温带，耐寒之本性显也；六月盛花，七月果成，从夏到冬，经历寒热锤炼，方能成熟，孕育九个月，几与人类胎儿孕育期相等；女贞花繁果盛，累累硕果压弯枝条，子孙兴旺；冬季果熟，由紫变黑，并由苦变甘，在白雪茫茫之中以黑色点缀可口的食物，群鸟争啄而助其传播。女贞之果实，诸多特色，当有独特之功，被神农选中，亦为本草之幸事也！

女贞实"补中，安五藏，养精神，除百疾"，易于理解也。味虽苦，但性平，平补之药，久服可肥健，轻身不老也。

74. 龙胆

味苦，寒。主骨间寒热，惊痫邪气。续绝伤，定五藏，杀蛊毒。久服益智不忘，轻身耐老。一名陵游。生山谷。

【点评】龙胆，龙胆科植物龙胆的根。"龙"行天地间，上腾于云，下沉于海，其功伟也；胆味苦，清降之性显也。以"龙胆"名之，知其有龙之性，并具胆之味也。龙胆形态特殊，双子叶植物却具单子叶植物的平行脉，须根系，但须根肉质而细长深入地下。生态特别，对湿度要求高，又需阳光。药用根，可久服，乃上经之君药也。"味苦，寒"之阳性湿地须状深根，可清除"骨间寒热，惊痫邪气。"寒热除，邪气去，则五藏安定矣。生于下湿之地，具苦寒之性，杀蛊毒之功显也。

75. 络石

味苦，温。主风热死肌痈伤，口干舌焦，痈肿不消，喉舌肿水浆不下。久服轻身明目，润泽好颜色，不老延年。一名石鲮。生川谷。

【点评】"络石"乃藤络于石上。夹竹桃科植物主要分布热带，常绿，有乳汁，多数有毒。而络石习性特殊，它分布到亚热带北缘，无毒，生长于荫蔽潮湿的山坡林下，"络于石上"。神农选之，以藤叶用之，祛风热，解毒。无毒的络石，生长在湿润阴坡林下，有滋补之乳汁，具润之功，治口干舌焦，水浆不下，润泽好颜色。现代重其通络止痛，凉血清热，解毒消肿，而遗其滋润之功，可惜！

76. 徐长卿

味辛，温。主鬼物百精，蛊毒疫疾邪恶气，温疟。久服强悍，轻身。一名鬼督邮。生山谷。

【点评】徐长卿，"一名鬼督邮"，言其形也。徐长卿，萝藦科，虽是双子叶植物，但叶似禾本科小草，细长纤弱，茎单一，营养生长阶段，藏匿于草丛之中，难以寻觅，待其果期，才会随风摇曳而易见，如鬼之行踪不定。其根丛生，肉质，细长而辛香，浓烈四溢，经久不减。辛温之品，神农用其主百精疫疾邪恶气。

77. 菟丝子 汁

味辛，平。续绝伤，补不足，益气力，肥健人。久服明目，轻身延年①。一名菟芦。生川泽。

汁 去面皯。

【点评】菟丝，旋花科寄生植物，有特殊的生活方式。丝状，喜缠豆类植物之上，豆是兔类喜食之物，名之"兔丝"，药用种子，"菟丝子"之名成也。

菟丝种子萌发后，先用自己的根固着地面，生藤附着至寄主

---

① 久服明目，轻身延年：此八字原在下文"汁，去面皯"之后，考虑是菟丝子功效，故移至此。

后，根即枯萎，枝条如丝，长出吸盘，吸取寄主精华之物，快速构建自体，迅速蔓延成片。寄生之强大能力，神农选其"主续绝伤，补不足，益气力，肥健人"。

78. 蔓荆实 小荆实

味苦，微寒。主筋骨间寒热，湿痹拘挛。明目，坚齿，利九窍，去白虫。久服轻身耐老。生山谷。

小荆实 亦等。

【点评】蔓荆实，马鞭草科植物。"荆"为常见灌木，山坡成片生长，常称"荆棘丛生"，枝条细长柔软，被作为刑杖使用，而有廉颇"负荆请罪"之说。荆有两类，直立者为牡荆，果实细小，"小荆实"也；另一类多生海边沙地，适应大风环境而匍伏地面蔓生，有单叶和三叶两种，果实倍于小荆，称为蔓荆，果实为"蔓荆实"。

蔓荆匍匐地面而长，适应海边强风，潮湿气候和少水的沙地，神农记录了"主筋骨间寒热，湿痹拘挛"之功，今人知其"疏散风热，清利头目"，最主要的功效却被忽略，可惜。

79. 茺蔚子 茎

味辛，微温。明目，益精，除水气。久服轻身。一名益母，一名益明，一名大札。生池泽。

茎 主瘾疹痒。可作浴汤。

【点评】茺蔚子，唇形科益母草之果实。时珍曰："此草及子皆充盛密蔚，故名茺蔚"；全草善治妇科诸疾，而"一名益母"；明目，"一名益明"。茺蔚生于低湿之处，具有除水气之功；种子多有明目之效，而具明目、益精之功。

80. 水苏

味辛，微温。下气，辟口臭，去毒辟恶。久服通神明，轻身耐老。生池泽。

【点评】水苏，唇形科植物。"苏"字与生境、气味相关。水中禾草，鱼生长的环境；草、禾、鱼组在一起即"苏"也，加上"水"，即"水苏"之名。鱼有腥味，用"苏"命名之草也应有特殊之嗅味；另外苏有"死而复生"之义，药用也应有较强功能。"水苏"，为生长于水中之"苏"，神农根据其生长环境而命名为"水苏"。神农还命名另一种药为"假苏"，像苏非苏之义也。

李光燕考证神农之"水苏"即薄荷。后世失传，《名医别录》已不知水苏为何物，称为"薄荷"。今之薄荷即古之水苏，恢复神农所命之名，是本草之回归。水苏是正名，薄荷是后世之名，明白此理，知其古今本草品种之演变也。

81. 枸杞

味苦，寒。主五内邪气，热中消渴，周痹。久服坚筋骨，轻身不老。一名杞根，一名地骨，一名枸忌，一名地辅。生平泽。

【点评】枸杞，茄科植物，神农所用，当是易采之根也，枸杞之根古称地骨，根皮称地骨皮。李时珍曰："此物棘如枸之刺，茎如杞之条，故兼名之"枸杞。今之用药，果名"枸杞子"，以宁夏枸杞为主；根皮名"地骨皮"，以植物枸杞为主。两药之味一甘、一苦，两药之功一补一清也。

82. 干地黄

味甘，寒。主折跌，绝筋，伤中。逐血痹，填骨髓，长肌肉。作汤除寒热积聚，除痹。生者尤良。久服轻身不老。一名地髓。生川泽。

【点评】地黄，玄参科草本植物，其叶铺地，根入土最深，肉质，黄色，此类特征，其他植物少有。"地黄"以根生地下，色黄之谓也；"一名地髓"，以根生地下深处，其功"填骨髓"，"地髓"之名成矣。作为药材，生者效果更佳，但难以保管，而用"干地黄"也。

83. 漏芦

味苦，寒。主皮肤热，恶疮疽痔，湿痹。下乳汁。久服轻身益气，耳目聪明，不老延年。一名野兰。生山谷。

【点评】神农之漏芦，"一名野兰"。后世多认为是菊科的禹州漏芦或祁州漏芦。但两者与以上名称的特征难以吻合，并且缺少上药"久服轻身益气，耳目聪明，不老延年"之功。

而玄参科阴行草，干后黑色，与"漏芦"之草黑色一致也；采集药材时，会闻到兰花之悠香，此与"野兰草"相吻也。阴行草之花有唇瓣，黄色，颇似兰花。宋代后，菊科植物之根成了漏芦，而神农的"漏芦"被淡忘。神农命名的"上药"漏芦功效显著，虽流落民间，也经久不衰。但位置被占，无法正常发挥作用。后代虽有称"铃茵陈"或"北刘寄奴"，终因名不正而言不顺也。神农之"漏芦"盼归位已待千年矣！

84. 胡麻

味甘，平。主伤中虚羸。补五内，益气力，长肌肉，填髓脑。久服轻身不老。一名巨胜。生川泽。叶名青蘘。

【点评】胡麻，来自胡麻科植物，习称"芝麻"。"胡"有"黑"义，以种子黑色入药之麻称"胡麻"，非人们附会成张骞出使西域带回之麻也。一名巨胜，大而胜也。其叶可食，名青蘘。

胡麻，味甘，平，富含油脂，叶又是食用佳肴，神农选中的上品药，主伤中虚羸，应为常用本草也。

85. 青蘘

味甘，寒。主五藏邪气，风寒湿痹。益气，补脑髓，坚筋骨。久服耳目聪明，不饥不老增寿。巨胜苗也。

【点评】胡麻，一名巨胜，其叶可食。青蘘乃巨胜之苗，"主五藏邪气，风寒湿痹"，后世很少应用，神农选为上经之药，应予重视也。俗云："芝麻(胡麻)开花节节高"，"蘘"字有高举之义，其果耸立直上，排列紧密，蘘举之态；其苗色青，名为"青蘘"。

86. 肉苁蓉

味甘，微温。主五劳七伤。补中，除茎中寒热痛，养五藏，强阴，益精气，多子，妇人癥瘕。久服轻身。生山谷。

【点评】肉苁蓉来自列当科，寄生沙漠中梭梭等植物根上，肉质茎药用，味甘，微温。甘可补，补而不峻，称之从容。肉苁蓉从沙漠木本植物之根吸取营养滋养本体，并贮于肉质茎中，特殊的寄生习性，沙漠生态，必显示特殊功能也。药用则"主五劳七伤，补中"，"养五藏，强阴，益精气"。现栽培已成功，药源有了保障。

87. 车前子

味甘，寒。主气癃。止痛，利水道小便，除湿痹。久服轻身耐老。一名当道。生平泽。

【点评】神农命名车前，生于车之前，即在车之道上，"一名当道"。子供药用，全称"车前子"。

车前属有多种植物，车前与大车前生于潮湿的路旁等环境，叶宽而光滑无毛，根须状多数，是正品，具备神农所云功效；另有一类，如平车前、北美车前等，不生于潮湿环境，叶狭长有毛，有主根，非须状根，此类与正品生态、形态不同，功亦有区别，不宜混用。

车前药用种子，种子表面有黏液，遇水则粘地，防止被雨水冲走，扎根发芽繁衍新的植株。这种顽强生命能力的种子被充分用于调节人体疾患，在煎煮时，需用布包，否则遇水黏液粘住他药，影响药液煎出。

车前特殊的生态，光照强，土板坚，低洼潮湿，致使具有"主气癃"，"利水道小便，除湿痹"之功效。

88. 苦菜

味苦，寒。主五藏邪气，厌谷胃痹。久服安心益气，聪察少卧，轻身耐老。一名茶草，一名选。生川谷。

【点评】神农之苦菜即白花败酱也。白花败酱为败酱科植物，多生长在南方林下沟边湿地，全株光滑无毛，冬天基生叶绿色，生于"山陵道旁，冬不死，有游冬之名"。《本草纲目》的败酱条中也有记载："南人采嫩者，暴蒸作菜食，味微苦而有陈酱气，故又名苦菜。"时珍所述为白花败酱，因其光滑，嫩者味甘滑可口，是蔬中佳肴；而作败酱药用的黄花败酱阳生，不能食用。

苦味植物很多，但"苦"可作正常菜食者，"白花败酱"首选也。白花败酱微苦带甘，山区常见，生长繁茂，作为蔬菜，流传甚广，并一直称作"苦菜"。

89. 续断

味苦，微温。主伤寒。补不足，金创，痈伤，折跌，续筋骨，妇人乳难。久服益气力。一名龙豆，一名属折。生山谷。

【点评】续断，川续断科植物，名之续断，形与功皆有之。以形论之，续断是多年生大草本，根内维管束多，新鲜时折之相连不易断也；以功论之，治"折跌，续筋骨"，续断也。

90. 白蒿

味甘，平。主五藏邪气，风寒湿痹。补中益气，长毛发令黑，疗心悬，少食常饥。久服轻身，耳目聪明，不老。生川泽。

【点评】白蒿，白为色，蒿为形，具备此形色之植物颇多，但蒿类者味多苦，甘平者少见。神农之白蒿，主五藏邪气，风寒湿痹，可补中益气，并可久服，养命之本草也。该品形似蒿而功非蒿类之属也。菊科另一类植物鼠曲草属鼠曲草，秋冬出土，早春生长，至夏枯死。生田园下湿之处，高尺余，叶有白毛，折之有绵似艾，且柔韧，民间采茎叶和米粉，捣作粑果食用，甘香可口。此草民间也有称作蒿者，如清明蒿、黄蒿均是其别名。其药用，味甘，平。能治风湿痹痛；调中益气；劳嗽，壅滞胸肠痞满；脾虚浮肿。观其形，验其功，"鼠曲草"应是神农之"白蒿"也。

91. 天名精

味甘，寒。主瘀血血瘕欲死，下血。止血，利小便。久服轻身，耐老。一名麦句姜，一名虾蟆蓝，一名豕首。生川泽。

【点评】天名精，来自菊科。天名精之名，人体头为"天"，目上为"名"，"精"有精神明亮之义，此物使人心明眼亮，故称"天名精"也。"一名豕首"来自气味，气如豕之秽，叶形肥而大，如豕之肥头大耳，豕首之名成也；一名虾蟆蓝，言其生态环境和叶之颜色，此草喜生于阴湿之地，正是虾蟆喜居之所，叶深似蓝。天名精之功破瘀血，利小便，体内通畅而轻身耐老。

92. 蠡实 花、叶

味甘，平。主皮肤寒热，胃中热气，风寒湿痹。坚筋骨，令人嗜食。久服轻身。一名剧草，一名三坚，一名豕首。生川谷。
花、叶 去白虫。

【点评】蠡实，神农主名称为"蠡实"，一名"剧草""豕首"，三名均指明与"豕"有关系。神农之"一名豕首"之药还有天名精也，天名精与蠡实共有"豕首"之名，由此可知，蠡实即天名精之果实，今称"鹤虱"者也。天名精有豕污秽之气，茎秆多易被虫蛀，符合"蠹"字之义，药用其实，称为"蠹实"；"剧"繁多也，天名精枝叶繁茂，植株高大，所以"一名剧草"。综观之，蠹实即天名精果实也。其花、叶可去白虫，有杀虫之功。

蠹实，天名精果实，现亦称"鹤虱"也，仅记杀虫之功。神农之蠹实尚有诸多功效未被应用，并可久服轻身，值得引起重视也。

93. 菓耳实

味甘，温。主风头寒痛，风湿周痹，四肢拘挛痛，恶肉死肌。久服益气，耳目聪明，强志轻身。一名胡菓，一名地葵。生川谷。

【点评】菓耳，菓，音洗，即菊科植物苍耳。苍耳之果实与总苞称为"菓耳实"，是苍耳最具特色的部分。苍耳总苞坚硬，外被有利刺，质轻具浮之性也，以祛风为主，主风头寒痛及风湿周痹等；内之果实有明目聪耳之功，久服益气，耳目聪明，强志而轻身。正种苍耳在30年前随处可见，后来因传入蒙古苍耳而逐年减少，30年过去，正种苍耳几乎绝迹，蒙古苍耳（"果"大，刺长而为棕红色）已统领药材市场。此为植物"移民"严重影响本草资源典型之例，类似者还有商陆、蒲公英等类群，保护本草资源应是维护传统本草传承的大事之一，不可忽视！

94. 菊花

味苦，平。主诸风头眩肿痛，目欲脱泪出，皮肤死肌，恶风湿痹。久服利血气，轻身耐老延年。一名节花。生川泽及田野。

【点评】菊科植物之菊，早期均为野生。野菊之花黄色，从北到南的甘菊和野菊为菊之正种。菊喜生于向阳山坡，植株多毛，味苦。后世云味甘者，乃"菊花脑"也，是可食之菜肴，并非菊花也。所谓"真菊养人，苦薏杀人"，把味苦者当作杀人之物，更是谬说。

菊花在唐宋时期已广泛栽培，现有亳菊、滁菊、杭菊、贡菊等。各有特色，但有的出现良莠不齐。菊花又称"节花"，此乃草本植物中开花最迟者之一，直至十月底至十一月初才盛花，此时大多数草本植物已枯萎凋落，它却在原野盛花，与木本之秋花栾华均疗目疾也。

95. 庵䕡子

味苦，微寒。主五藏瘀血，腹中水气，胪胀留热，风寒湿痹，身体诸痛。久服轻身延年不老。生川谷。

【点评】"庵䕡"乃人居住环境，神农从此环境中选取"庵䕡子"入药。庵䕡，即后代称之为艾蒿的植物，神农选择其果实，而后人用叶作艾灸之原料。艾之果实，后人未有专门应用，但观艾之功，与庵䕡子已非常相似，如本草文献记载了艾可治疗妇人经行后，余血未尽，腹痛；心腹冷痛；冷痢；湿气两腿作痛；腰膝痛等。艾之果实即神农久已失传之"庵䕡子"，重新启用，使其名正言顺也。《神农本草经》选择庵䕡子药用，后世只重艾灸，不识庵䕡子了。

96. 茵陈蒿

味苦，平。主风湿寒热邪气，热结黄疸。久服轻身益气，耐老生丘陵阪岸上。

【点评】茵陈，菊科蒿属植物。茵陈之幼苗丛生而密，多毛而绵软，正如软绵绵的垫褥。"茵"，"垫子、褥子"也。苗生于宿根上，称为"茵陈"，茵陈为蒿类，合称"茵陈蒿"。茵陈春采幼苗，多毛而绵软，药材称为绵茵陈。有人认为茵陈之后有"蒿"字，即是茵陈已开花结果呈蒿状之植物入药也。神农命名之法，重在让人们准确认识本草基原植物，而不是指药材，"茵陈蒿"之名指其植物，而非药用部位。因此茵陈蒿的药用部位即今普遍使用的幼苗，药材即"绵茵陈"也。

97. 术

味苦，温。主风寒湿痹，死肌，痉疸。止汗，除热，消食。作煎饵久服轻身延年，不饥。——一名山蓟。生山谷。

【点评】术，来自菊科术属植物。神农之"术"，本为一种，不分苍、白。张仲景《伤寒杂病论》出现白术，后代分为苍、白。术分布于中国东部湿润区域。丘陵、低山、阳性贫瘠土壤中的植株为典型的苍术，叶窄多刺，根状茎横生，细瘦而长，黑褐色；随着海拔增高，荫蔽度增大，土壤中腐殖质增多，叶逐渐变宽、变薄，分裂增多，根状茎直生，下宽上窄，有的还出现"鹤颈"，此为白术形态。介于典型苍术与白术之间者，一系列过渡态均可出现。神农只列"术"，医者根据需求而选择不同产地药材，如低纬度江苏、安徽江淮之间丘陵地区所产则为茅苍术，燥湿之功最强；安徽皖南山区和大别山区等中海拔地区所产则为汉苍术，其功介于苍、白术之间；产于河北的津苍术则功次于茅苍术；东北所产称关苍术，虽称苍术，但功介于苍、白术之间。典型白术主产浙江、安徽一带，野生白术尤为珍贵，但目前已近绝迹。白术商品，多为栽培，功与野生者已有所区别。

98. 泽泻

味甘，寒。主风寒湿痹，乳难。消水，养五藏，益气力，肥健。久服耳目聪明，不饥延年，轻身，面生光，能行水上。一名水泻，一名芒芋，一名鹄泻。生池泽。

【点评】泽泻科植物泽泻生于水中，在水下泥中有块茎，味甘。生于水湿环境，主风寒湿痹，消水，味甘而养五藏，益气力，肥健，是一味攻而不伤，补而不腻的本草。"能行水上"虽有过誉之嫌，但轻身之功不言而喻。

99. 女萎

味甘，平。主中风暴热，不能动摇，跌筋结肉，诸不足。久服去面黑𪏎，好颜色，润泽，轻身不老。生山谷。

【点评】今之玉竹，古称女萎，百合科黄精属植物。"萎"，委委，美貌之意。"女萎"，美貌之女也。女萎叶光莹而象竹，根横生白色而多节，苗条均匀而柔润，被后世称为"玉竹""玉参"，《酉阳杂俎》则称"女草""丽草"。可见该物配"女萎"之名最为合适。

女萎柔润之体，味甘平，多汁，滋润人体，而有"主中风暴热，不能动摇，跌筋结肉，诸不足。久服去面黑𪏎，好颜色，润泽。"后世又选用同属根状茎粗大、色偏黄者作"黄精"药用。两者功效相近，神农已优选玉竹，黄精后世多作食品运用。

100. 天门冬

味苦，平。主诸暴风湿偏痹。强骨髓，杀三虫，去伏尸。久服轻身益气延年。一名颠勒。生山谷。

【点评】天门冬，百合科植物。天门冬藤叶繁枝强劲而茂，块根肥润肉质，"主诸暴风湿偏痹，强骨髓"，药性平和，久服轻身益气延年。生于林缘湿地，自身要防地下害虫伤害，"杀三虫"是其必备之功。

甲骨文之"冬"写为"〻"，天门冬地下多数须根之端均有膨大之块根，与"〻"形一致，此一也；又块根冬季充实，藏于地下，此二也。寻此物，"门"径在哪？"叶如丝杉细散繁多，高可致丈余"之形喻作"天"，由此门而入，自可寻着良药"天门冬"也。神农还恐后人不明，又附"颠勒"之名，"颠"高也，"勒"棘也，形态似棘之藤攀附在头顶之上即天门冬也。

101. 麦门冬

味甘，平。主心腹结气，伤中伤饱胃络脉绝，羸瘦短气。久服轻身不老，不饥。生川谷及堤阪。

【点评】麦门冬是百合科常绿草本，块根肉质而润，每年更替，生于阴湿林下。可生可消之块根，能化心腹结气而治伤中伤饱胃络脉绝也；肉质而润之块根，能补气而治羸瘦短气也。

甲骨文之"冬"写为"〻"，麦门冬地下须根之端有多数膨大块根，与"〻"形一致，其块根冬贮夏耗，一年一更替也。这有冬藏之义也。寻此物的门径由形似麦苗而冬不枯者是向导，掘其根，即可见到"麦门冬"也。

102. 薯蓣

味甘，温。主伤中。补虚羸，除寒热邪气，补中益气力，长肌肉。久服耳目聪明，轻身不饥，延年。一名山芋。生山谷。

【点评】薯蓣科植物薯蓣，俗称山药。神农之"薯蓣"以功命名。"蓣"，"安乐"也；"薯"，"处所也"；服用薯蓣，使人回归安乐处所。"一名山芋"，似芋生于山中。

历代避讳，曾改名为"薯药""山药"。现人们习惯称为山药，主产河南，称怀山药，量大质优。

我国薯蓣科植物近50种，草质藤本旋转方向有不同，藤由下向上螺旋方向呈逆时针者为左旋，右旋则反之。薯蓣有肥大直生块茎，藤左旋，神农选之补中益气力，长肌肉；另一类，藤右旋，根状茎横生而坚硬者，治痹痛，称草薢。右旋者还有一种类地下呈球状块茎，后人称"黄药子"，用于散结，神农却不选用。近年发现"黄药子"有伤肝之弊。神农未选球状块茎右旋有肝毒之黄药子，这是巧合还是智慧？值得深思。

103. 石龙刍

味苦，微寒。主心腹邪气，小便不利，淋闭，风湿，鬼疰恶毒。久服补虚羸，轻身，耳目聪明，延年。一名龙须，一名草续断，一名龙珠。生山谷。

【点评】石龙刍，灯心草科植物野灯心草。生于山谷水边，叶退化，仅有绿色须状丛生茎，形态独特，可去心腹邪气，又能利小便，祛风湿，与生态、形态有关也。后世改用同科植物体型较大的灯心草茎髓，资源不及石龙刍广泛，功效也无石龙刍独特，并且石龙刍还可补虚羸，轻身，延年，这是灯心草所不备。后人遗忘了石龙刍，但它确实是历史名药，待重新启用。

104. 薏苡仁 <small>根</small>

味甘，微寒。主筋急拘挛不可屈伸，风湿痹。下气。久服轻身益气。<small>一名解蠡。生平泽及田野。</small>

根① 下三虫。

【点评】禾本科植物薏苡之仁称"薏苡仁"。生于沟边潮湿处，可种植水稻田中，有治疗风湿痹之功，"主筋急拘挛不可屈伸"也；味甘之仁，有补益之功，久服轻身益气；蠡，为虫啮木中也，解此之忧，需杀虫之药，薏苡之根可以"下三虫"，所以"一名解蠡"。

川谷与薏苡相似，薏苡壳薄乃正品；壳厚坚硬者为川谷，又称菩提子，串之可当念珠，非薏苡仁正品。

105. 菖蒲

味辛，温。主风寒湿痹，咳逆上气。开心孔，补五藏，通九窍，明耳目，出音声。久服轻身不忘，不迷惑，延年。<small>一名昌阳。生池泽。</small>

【点评】水菖蒲，天南星科植物，生于水边及沼泽湿地，冬天休眠，分布广，资源丰富。还有一种常绿草本，在亚热带山溪石缝中，称为石菖蒲。两者根状茎均作菖蒲之用，后世认为石菖蒲的气味更为芳香，根状茎紧实，功效更佳，而成为本草菖蒲的佳品。

---

① 根："根"前原有"其"字，与附药格式不统一，显示衍文，故删。余同。

古有菖蒲"一寸九节者良",乃指节间短缩而密。后人不明,误用毛茛科植物阿尔泰银莲花根状茎,称之"九节菖蒲"流入药材市场,不明究底之医者竟以此为优。其实这种植物与菖蒲气味功能全不相同,纯属伪品,必须清除!该误源自《药物出产辨》,著书立说不能不慎也!

106. 香蒲

味甘,平。主五藏心下邪气,口中烂臭。坚齿,明目,聪耳。久服轻身耐老。一名睢。生池泽。

【点评】"香蒲"被神农选用,至陶弘景时,种类已不知所指。唐代苏恭认为:即甘蒲作荐者,春初生,用白为菹,亦堪蒸食。宋代《本草图经》则直言:"香蒲,蒲黄苗也。"经过唐、宋两代,似乎已确认香蒲即蒲黄之苗。但神农的香蒲功效,却无法由蒲黄苗来再现,后人也绝不用蒲黄苗当香蒲治病。这是历史留下的悬案,害得"香蒲"几千年无法出头。

探"香蒲"之源,必须与神农记载的名称、药性相合。"香蒲",定会有"香"气,因为神农记载的木香、麝香均有特殊香气,蒲黄之苗毫无香气。李时珍称蒲黄之苗为"蒲"。蒲黄之苗,通称"蒲草",民间用其编织"蒲包"装物。蒲黄之苗,只是蒲草,并非香蒲。

水菖蒲,民间端午多用茎叶悬挂门上避秽。浙东习惯将水菖蒲栽在房前屋后沟中,以备采用。水菖蒲自古至今,多被称为"香蒲""香菖""香菖蒲""香草""回手香""洗手香""随手香"等名。其实,水菖蒲之根状茎可作"菖蒲"药用,苗作"香蒲"药用。其气香,可主五藏心下邪气;与菖蒲有类似之功,可明目、聪耳;味甘平,适于养生之用,被神农列于上经。"一名睢",音

"灰"，仰目也，乃端午悬挂之香蒲需仰目以视之义。

107. 蒲黄

味甘，平。主心腹膀胱寒热。利小便，止血，消瘀血。久服轻身益气力，延年神仙。生池泽。

【点评】蒲黄，香蒲科植物香蒲之花粉。花粉作为本草，神农首创也！蒲黄具有清热、利水、止血、祛瘀、益气之功。蕨类植物海金沙的孢子及裸子植物松树的花粉，是后世选择的本草。海金沙有利水通淋、清热解毒之功；松花粉有祛风益气、收湿止血之能。而蒲黄一物，已具备两者主体功能，还主心腹膀胱寒热，消瘀血，并且资源量大，采集方便，是优选之物，神农列为上品。"浦"为水滨，是蒲之生境，药用雄花序上黄色花粉，合称为"蒲黄"。

108. 赤箭

味辛，温。杀鬼精物，蛊毒恶气。久服益气力，长阴，肥健，轻身增年。一名离母，一名鬼督邮。生川谷。

【点评】赤箭，兰科植物天麻也。神农所用本草正名必与整体特征密切相关，并非局部药材性状，后世称"天麻"，不及神农根据地上形态所命名之"赤箭"更能显出整体特征也。"赤箭"与密环菌共生，无光合器官，只有生殖阶段，突然从地下冒出花茎，或赤或黄，神农称为"赤箭"也。此物平时难觅，生殖期偶露尊颜，"鬼督邮"之名言其行踪不定难觅也。此类本草，被神农选作治精神疾患，主杀鬼精物，蛊毒恶气。现代描述天麻平肝息风止痉，用于头痛眩晕，小儿惊风，癫痫抽搐等与神农所云

"杀鬼精物"相合。

赤箭药用地下块茎，肉质而肥润，生长阶段，小块茎在地下先由根状茎互连，随后分离，因而有"离母"之称。

109. 蘭草

味辛，平。利水道，杀蛊毒，辟不祥。久服益气，轻身不老，通神明。一名水香。生池泽。

【点评】神农之本草命名，有很多一直流传在民间，如苦菜、羊蹄等，蘭草也是如此。"蘭"（"兰"为简体字），去草头为"闌"，有稀、散之义，蘭生幽谷阴地，散在分布，药用其草，称为"蘭草"，山民亦称"蘭草"也。"蘭花"者，赏花人之称谓也。

"蘭"前加字，如马蘭、佩蘭、泽蘭、林蘭等皆非蘭，而是他物。"蘭"后加草、花、根等则指其药用部位也。如蘭花，辛平，调气和中，止咳明目；蘭根，辛微寒，润肺止咳，清热利湿，活血止血，解毒杀虫。蘭草此类功效与神农蘭草之功相近也。神农之蘭草，即今通称之兰科植物蘭草也。后人将菊科佩蘭误认为是蘭草，其功解暑化湿，辟秽和中，与神农蘭草不相同也。

徐安甫之论（见张山雷《本草正义》）颇有见地："近来谈蘭草者，佥以省头草（佩蘭）当之。今之所谓蘭草，已非神农氏之所谓蘭草矣……，孔子所称之蘭，即孔子琴操中幽蘭之蘭，幽蘭生山谷，是山草；佩蘭生于水中或泽旁，是水草，亦是隰草。幽蘭，贵品也；佩蘭，贱草也……空谷幽蘭，见弃于习岐黄者久矣，曾经负大名如寇宗奭、朱丹溪、李仕材诸贤达之识别，以及赵恕轩、王安化老人之论辩，蘭仍淹没于山谷，屈伏于泥涂，或徒供赏玩于明窗净几，终不获采入药笼，俾得一伸其去菀陈莝之怀抱，岂非蘭之不幸欤？虽然《内经》有云，饮食肥甘，传为消渴，治之以蘭，除陈气也。蘭之功用已发明于 4000 年以前，蘭亦何不幸之有？窃以为世风不古，医道晦盲，置 4000 年以前发明之蘭草而不用，非蘭草之不幸，直病者之不幸耳。噫！我欲无言。"

上经之"蘭草"失传久矣，重新启用，以造福后人。

110. 石斛①

味甘，平。主伤中。除痹，下气，补五藏虚劳羸瘦，强阴。久服厚肠胃，轻身延年。—名林蘭。生山谷。

【点评】几千年传承的"石斛"，实际上是一错用之名称，正确书写应是"石斛"，"斛"读"球"音。明白此理，来自对霍山石斛观察所悟。

该属植物，分布北界在秦岭淮河一线，大别山区处于石斛属分布北界，生长一种优质石斛，名"霍山石斛"，为石斛之珍品。北缘空气湿度小，只能长于林下的石头上。肉质茎缺乏营养，生长特别短小，而略扭曲，但味甘，黏液多，嚼之无渣，滋润之力最强，视为珍品。南方种类，生长在常绿林中，湿度大，则爬至树上，以树皮为营养，植株高大，味变苦，纤维多，黏液少，失去滋润之功，而以清热为主，古人认定石斛乃石上所生，木上者称"木斛"，神农用之，称为"木蘭"，不能作"石斛"用也。

"斛"之改"斛"，是回归原貌。"斛"字喻生病小山羊之角，纠而不直，又小又曲之状。联系霍山石斛，其形正好符合"斛"之状态，生于石上，其形又小、又曲，似角而纠结集合也。"石斛"在长期传承中，分笔而误成"斛"也。优质的霍山石斛给我们

---

① 石斛（qiú 球）：原作"石斛"，经考证应作"石斛"，故改。

解开了历史之谜，也订正了"石斛"之名，同时也将对植物分类的石斛所在属名进行订正。这一现象也启示我们，神农著书年代，与后来传承有一历史间隔，以致"斛"字被误读几千年而无法被觉察。

石斛，生长于亚热带北缘石头上，滋润能力较强，霍山石斛是首选之种，其次尚有细茎石斛（习称铜皮石斛）、铁皮石斛。后两者只有生于石上才属于"石斛"，若生于木上，则又当另论了。

111. 石蜜

味甘，平。主心腹邪气，诸惊痫痉。安五藏诸不足，益气补中，止痛解毒，除众病，和百药。久服强志轻身，不饥不老。一名石饴。生山谷。

【点评】"石蜜"，生岩石者，"一名石饴"，"饴"者糖也，义近。石蜜为岩峰（野蜜蜂）所酿。今之山区，山民仍喜在岩石之下置一蜂箱，让野蜂自来酿蜜，可谓现代"石蜜"也。今用之蜜为家养，为中华蜜蜂和意大利蜜蜂所酿。

112. 蜂子　大黄蜂子、土蜂子

味甘，平。主风头。除蛊毒，补虚羸伤中。久服令人光泽好颜色，不老。一名蜚零。生山谷。

大黄蜂子　主心腹胀满痛。轻身益气。

土蜂子　主痈肿。

【点评】蜂子为多种蜂所产之子；"一名蜚零"，为飞虫所产之义。蜂子，自神农记载后，后来几被医家忘却。在民间调查过程中，发现民间医生还在使用蜂子，用于"除蛊毒，补虚羸伤中"，并且疗效甚佳，良药也。惊喜岐黄家忘却之物，民间竟能长久承传也。

神农选用蜂子和桑螵蛸两味动物之卵，均可治伤中，味甘之蜂子可久服令人光泽好颜色，不老；而味咸之桑螵蛸则以通利为主。

113. 龟甲

味咸，平。主漏下赤白。破癥瘕，痎疟，五痔，阴蚀，湿痹，四肢重弱，小儿囟不合。久服轻身不饥。一名神屋。生池泽。

【点评】龟甲，来自龟科动物乌龟之甲壳。龟、鳖及鲅鱼，均爬行动物，三者之甲、鳞片也均主癥瘕，其中龟甲为养性之品，久服轻身不饥。"龟"为简体字，其正体为"龜"，象形也，上为头，左足右背甲，曳者象尾。李时珍曰："龟甲，古者上下甲皆用之，至《日华》始用龟版，而后人遂主之矣"。近年又复古而用龟甲也。龟为四灵之一，其壳"一名神屋"。

114. 鴈肪

味甘，平。主风挛拘急，偏枯，气不通利。久服益气不饥，轻身耐老。一名鹜肪。生池泽。

【点评】鴈肪，上经之本草，来自鸭科动物鹅或鸭的脂肪。"鴈"，音"雁"，雁也，《说文》云："雁，鹅也"，雁肪乃雁与鹅之脂肪，大雁为自然生长，鹅为人工饲养；"一名鹜肪"，鹜乃鸭也，鹜肪又鸭之脂肪也。雁、鹅、鸭皆鸭科动物，虽食性有别，但习性相似，其肪皆用也。

雁为珍濒动物，以家养鹅、鸭之脂肪代之，神农已指明矣。

雁肪之功，主风挛拘急，偏枯，气不通利，又可久服，取之方便，价廉物美之良药也。

115. 熊脂

味甘，微寒。主风痹不仁，筋急，五藏腹中积聚寒热，羸瘦，头疡白秃，面䵟疱。久服强志不饥，轻身。一名熊白。生山谷。

【点评】熊脂乃熊科动物熊之脂肪，上经之品。大型哺乳动物，常年活动，只有熊类进行冬眠，脂肪乃冬眠关键之物。神农选中熊脂，主风痹不仁，筋急，润肌肤，消积杀虫之良药。熊黑脂白，一名"熊白"也。

116. 阿胶

味甘，平。主心腹内崩，劳极洒洒如疟状，腰腹痛，四肢酸疼，女子下血。安胎。久服轻身益气。一名傅致胶。

【点评】阿胶源自马科动物驴皮熬制之胶，陶弘景曰："出东阿，故曰阿胶"。历史上曾有用牛皮熬制，牛皮熬制者今称黄明胶也。阿胶上经之本草，养命之品，女子下血、安胎多选用之。

117. 白胶

味甘，平。主伤中劳绝腰痛，羸瘦。补中益气，女人血闭无子，止痛，安胎。久服轻身延年。一名鹿角胶。

【点评】白胶为鹿科动物鹿角煎熬所得，"一名鹿角胶"也。味甘、平，是平补之良药也。神农选用动物"主伤中"共有五种本草，如昆虫之卵蜂子、桑螵蛸，哺乳动物雄性生殖器的牡狗阴茎和白马茎；又选了雄鹿之角熬制之白胶。白胶主伤中，也是可以久服的上经之本草。

118. 犀角

味苦，寒。主百毒，蛊疰，邪鬼，瘴气。杀钩吻、鸩羽、蛇毒，除邪，不迷惑魇寐。久服轻身。生山谷。

【点评】犀乃牛科动物，其角被神农选作上经久服轻身之本草。文献记载，印度犀、爪哇犀和苏门犀三种犀牛曾在我国生存繁衍，后因气候变化而绝迹。犀角是犀牛防御之物，爪哇犀只有雄犀具角，其他两种雌雄均具角。神农取角药用，清热，凉血，定惊，解毒，有特殊效果，因属濒危动物，自1993年已禁止使用，以水牛角替代。

119. 羖羊角

味咸，温。主青盲。明目，杀疥虫，止寒泄，辟恶鬼虎狼，止惊悸。久服安心，益气轻身。生川谷。

【点评】神农选择三种牛科之角，均属上经久服之本草。羖（音"古"）羊之雄者具角，是其防御、角斗之器。同类还有羚羊之角也被神农所选，但羖羊与羚羊生活环境不同，适应能力有别，药性咸温，有明目、杀虫、镇惊、温中之功，而羚羊角药性咸寒，以清热为主也。

120. 羚羊角

味咸，寒。明目，益气，起阴，去恶血注下，辟蛊毒恶鬼不祥，安心气，常不魇寐。久服强筋骨轻身。<small>生川谷。</small>

【点评】牛科动物，羊类之角多为雄性特有，并连续生长而中途不再脱落。神农选羚羊角，是雄性羚羊防御之物，坚硬锐利，有阳刚之性，生活于荒漠及半荒漠地区，耐干旱，药性咸，寒，息风，明目，凉血解毒；性善奔走，久服强筋骨轻身也。而另一类神农所选者为人饲养的羖羊角，味咸温，功能明目、杀疥，止寒泄。

卷三　中经

121. 戎盐　大盐

明目，目痛，益气，坚肌骨，去蛊毒。

大盐　令人吐。

【点评】戎盐，氯化物类石盐族矿物石盐的结晶体，今称"大青盐"；大盐，今之食盐。《本草纲目》载："按《凉州异物志》云：姜赖之墟，今称龙城，刚卤千里，蒺藜之形。其下有盐，累棋而生。出于胡国，故名戎盐……盖白者乃光明盐，而青盐、赤盐则戎盐也……今宁夏近凉州地盐井所出青盐，四方皎洁如石，山丹卫即张掖也，有池产红盐，红色。此二盐，即戎盐之青、赤二色者。医方但用青盐，而不用红盐，不知二盐皆名戎盐也。"戎盐主产青海、新疆、西藏等地，为内陆湖泊和被沙坝隔绝的盐湖经蒸发干涸所形成的石盐。

122. 卤咸

味苦，寒。主大热，消渴，狂烦。除邪及下蛊毒，柔肌肤。生池泽。

【点评】卤咸，来源于镁化合物类矿物。尚志钧先生考证："卤咸由熬盐苦水(卤水)凝结而成。主要成分为氯化镁，夹有食盐，为无色结晶，有玻璃样光泽，易潮解。强热分解氧化成氧化镁，放出氯化物。有轻泻作用。"

123. 朴消

味苦，寒。主百病。除寒热邪气，逐六府积聚，结固留癖①。生山谷。

【点评】硫酸盐类芒硝族矿物朴消与芒消、玄明粉三者同源。朴消为天然芒硝的粗制品或精炼芒硝时的滓底，多产于海边碱土地区、矿泉、盐场附近较潮湿的山洞中。玄明粉为无水芒硝，现市售者为芒硝经风化干燥所得，据医者经验，使用玄明粉泻下，药性平和，无腹痛之弊。

124. 消石

味苦，寒。主五藏积热，胃胀闭。涤去蓄结饮食，推陈致新，除邪气②。一名芒硝。生山谷。

【点评】消石为硝酸盐类本草，而朴消、芒消、玄明粉是硫酸盐类本草。消石，为什么"一名芒硝"？因为加工时也有芒状结晶，但非硫酸盐类之芒消。

125. 阳起石

味咸，微温。主崩中漏下。破子藏中血，癥瘕结气，寒热腹痛无

---

① 结固留癖：此句后原有"能化七十二种石，炼饵服之，轻身神仙"之语，为后人所增，故删。

② 除邪气：此句后原有"炼之如膏，久服轻身"。炼丹之术，后人所加，故删。

子，阴痿不起，补不足。一名白石。生山谷。

【**点评**】阳起石，硅酸盐类角闪石族矿物透闪石及透闪石石棉。"阳起石"，李时珍曰："以能命名"。"一名白石"，苏恭曰："此石以白色肌理似殷孽，仍夹带云母滋润者良，故……名白石。"

126. 石膏

味辛，微寒。主中风寒热，心下逆气，惊喘，口干舌焦，不能息，腹中坚痛。除邪鬼，产乳，金创。生山谷。

【**点评**】石膏是常用本草，硫酸钙类矿物。钙类矿物是地球表层丰度最大者之一，也是人构建身体的最主要矿质元素。神农选择硫酸钙类石膏、长石与理石。

硫酸钙类的石膏、长石与理石三者，主身热是其共性，所主部位有别。石膏偏上，心下逆气，惊喘，口干舌焦，不能息，产乳等；治上为主的石膏来源于软石膏。长石偏下，主四肢寒厥，利小便，通血脉，下三虫；作用于下的长石则为硬石膏。理石居中而兼顾上下，利胃解烦，破积聚，上能明目，下能去三虫；居中的理石则为软、硬石膏的集合体。

张锡纯在《医学衷中参西录》中盛赞石膏退热之功："其性凉而能散，有透表解肌之力，为清阳明府实热之圣药。无论内伤、外感用之皆效，即他藏府有实热者，用之亦效。《神农本草经》原谓其微寒，其寒凉之力远逊于黄连、龙胆草、知母、黄柏等药，而其退热之功效，则远过于诸药。盖石膏生用以治外感实热，断无伤人之理，且放胆用之，亦断无不退热之理。石膏之性又善清瘟疹之热，又善清头面之热，又善清咽喉之热。退热只能生用；煅后则增收敛生肌之功，外用为主。"

127. 长石

味辛，寒。主身热，四肢寒厥。利小便，通血脉，明目，去翳
眇，下三虫，杀蛊毒。久服不饥。一名方石。生山谷。

【点评】长石为硫酸钙类矿物，为天然的不含结晶水的石膏，
称为硬石膏。性坚硬洁白，有粗理，起齿棱，击之片片横碎，光
莹如云母、白石英，烧之亦不粉烂而易散。长石亦主身热，四肢
寒厥，与石膏相比，质重而作用明显偏下。同类三种，后世仅用
石膏，长石与理石用之甚少。

128. 理石

味辛，寒。主身热。利胃解烦，益精明目，破积聚，去三虫。一
名立制石。生山谷。

【点评】理石为硫酸盐石膏族矿物软石膏与硬石膏的集合体，
形成于各种类型石膏层的裂隙或硬石膏层水化部位，因此所显示
之功也在石膏与长石之间也。主身热或中风寒热，是三者之共
性，理石利胃解烦，上能益精明目，下能破积聚，去三虫。可惜
后世常用石膏，忽视了理石之功。

129. 石钟乳

味甘，温。主咳逆上气。明目，益精，安五藏，通百节，利九
窍，下乳汁。一名留公乳。生山谷。

【点评】"乳"置名称之末，当为液态，乃"石钟"之"乳"也。

后代把名称字序变更，首字"石"移至最后，成为"钟乳石"，由液态之药变成固态。功效也就变了！

石灰岩溶洞中，神农选了三种药，悬于上部之柱称为"孔公孽"，即习称的"钟乳石"，下滴沉积之突起称"殷孽"，所滴之水为"石钟乳"，一物三药，功亦有异。液态之"乳"有补益之功，而固态之孔公孽、殷孽则无补益作用也。

130. 孔公孽

味辛，温。主伤食不化邪结气，恶疮疽瘘痔。利九窍，下乳汁。
生山谷。

【点评】孔公孽、殷孽乃溶洞中凝结之石，孔公孽挂在其上，殷孽承接于下，中有石钟之"乳"也。溶洞之中悬挂之钟乳石，其中有孔洞，繁多似树木多分之枝节，称"孔公孽"也，其味辛，其功无补。但与石钟乳为同体固液之不同，故亦有利九窍，下乳汁之功；固态之药，其主伤食不化邪结气，恶疮疽瘘痔则为液态之石钟乳所不备，而与同称"孽"之殷孽相似也。

131. 矾石

味酸，寒。主寒热泄利，白沃，阴蚀，恶疮，目痛。坚骨齿①。
一名羽涅。生山谷。

【点评】矾石，现代均用白矾(明矾)。王家葵先生认为神农所指为绿矾，《名医别录》及后世则用胆矾。《本草经集注》明矾出现，《本草衍义》及后世则用明矾。明矾主产浙江平阳、安徽

---

① 坚骨齿：此句后原有"炼饵服之，轻身不老增年"，显为炼丹士(古之化学家)之语，故删。

无为、福建福鼎等地。开采的明矾石打碎，加水溶解，过滤，滤液加热蒸发浓缩，放冷水析出的结晶体即为明矾。"涅"为石在水中，"羽"有集聚成结晶之义，所以"一名羽涅"也。

132. 代赭石

味苦，寒。主鬼疰，贼风，蛊毒。杀精物恶鬼，腹中毒邪气，女子赤沃漏下。一名须丸。生山谷。

【点评】代赭石为氧化物类刚玉族矿物赤铁矿。李时珍曰："赭，赤色也；代，即雁门也"；雁门赤色之石，称"代赭石"。《管子》云："山上有赭，其下有铁"。本品主含三氧化二铁。"一名须丸"，须，意所欲也；丸，自然界代赭石成块丸，散在分布。"须丸"，乃探铁矿而寻求之丸也。赭石，赤色，主鬼疰，贼风，蛊毒；还可治女子赤沃漏下之疾。

133. 磁石

味辛，寒。主周痹，风湿肢节中痛，不可持物，洗洗酸消。除大热烦满及耳聋。一名玄石。生山谷。

【点评】磁石来源于氧化物类尖晶石族矿物磁铁矿也。此石"一名玄石"，玄是黑也；兹者，双玄相并，言黑之深也，加"石"旁，即"磁石"也。

辛寒之品，主周痹，风湿肢节中痛；还可除大热烦满及耳聋。

134. 太一余粮

味甘，平。主咳逆上气，癥瘕血闭漏下。除邪气。久服耐寒暑，不饥，轻身①。—名石脑。生山谷。

【点评】太一余粮是褐铁矿的块状集合物。陈藏器云：太者，大也；一者，道也。太一者，道之宗源也。李时珍曰："石中有细粉如面，故曰余粮"。合称"太一余粮"。余粮裹于石中，故称石脑也。

后代临床使用时，太一余粮与禹余粮已不再分辨。

135. 石胆

味酸，寒。明目，目痛，金创，诸痫痉，女子阴蚀痛，石淋寒热，崩中下血，诸邪毒气，令人有子②。—名毕石。生山谷。

【点评】石胆，今称胆矾。为硫酸盐类胆矾族矿物胆矾。《中华本草》曰"属石而有胆味，是名石胆"。"一名毕石"，正体字之"畢"字像田猎时用的长柄网，用于捕捉鸟兽，引申为捕捉住鸟兽后结束、完毕矣，时珍曰"其性收敛上行，能通风热痰涎，发散风木相火，又能杀虫，故治咽喉口齿疮毒有奇功也"，有此之功，故有"一名毕石"也。

胆矾也有明目之功，此为含铜类本草之共性。另有治金创，诸痫痉，女子阴蚀痛，石淋寒热，崩中下血等疾，这是石胆之特色也。

---

① 轻身：此句后原有"飞行千里神仙"，乃道士们想成仙之说误入，故删。
② 令人有子：此句后原有"炼饵服之不老，久服增寿神仙；能化铁为铜成金银"，显为古之化学家(炼丹士)之语误入，故删。

136. 雄黄

味苦，平。主寒热鼠瘘，恶疮，疽痔，死肌。杀精物恶鬼邪气、百虫毒，胜五兵①。—名黄金石。生山谷。

【点评】雄黄是硫化物类雄黄族矿物，主含二硫化二砷。雄黄和雌黄是神农选用的两种戡乱制敌胜五兵的本草，雄雌相配，雄者阳性，治阴盛之毒，如寒热鼠瘘，精物恶鬼；雌者阴性，治头秃痂疥、虫虱、身痒表皮之毒也。功之不同，色之有别，雄黄色偏赤，雌黄色黄；质也有异，雄黄为二硫化二砷，雌黄是三硫化二砷。色不同，质有异，功有别，名亦用雄雌以别之。神农选用砷的硫化物，毒性较小，再经水飞，有毒的三氧化二砷被去除，确保用药安全。

137. 雌黄

味辛，平。主恶疮，头秃痂疥。杀毒虫虱，身痒，邪气诸毒②。生山谷。

【点评】雌黄是硫化物类雌黄族矿物。神农选择雌雄两黄，体现阴阳之理。两者内在成分有别，雌黄主含三硫化二砷，而雄黄主含二硫化二砷。雌黄与雄黄之别在于色之不同，质之有别，功则各自偏重也。这正是神农在序录中所言："药有阴阳配合"也。

---

① 胜五兵：此句后原有"炼食之，轻身神仙"，非神农之文，乃炼丹士之语误入，故删。

② 邪气诸毒：此句后原有"炼之久服轻身，增年不老"，显系古之炼丹士之语误入，故删。

138. 石硫黄

味酸，温。有毒。主妇人阴蚀，疽痔，恶血。坚筋骨，除头秃①。生山谷。

【点评】石硫黄，今称硫黄，是自然元素类硫黄族矿物自然硫。矿物药多为固态，但神农所选则兼顾了液态之水银、玉泉、石钟乳及液固两体的石硫黄。石硫黄，黄为色，石乃常态之形，"硫"，流动之石也，何物有此特性？石硫黄也。在喷气之温泉口，可见流动之黄，冷却后即为凝固如石之黄，此乃自然硫黄展示之态也，合而称之，"石硫黄"也。

石硫黄，味酸，温。有的药商为使药材易储，增白，多用硫黄熏之。白芍在加工保存期间，曾有多次熏硫过程，以致白芍变质，味由原来之苦而变酸。白芍之酸是外来变异之味，历代医者不明，多在"酸"字上下功夫，产生了众多以讹传讹之论，误己误人。

139. 海藻

味苦，寒。主瘿瘤气，颈下核。破散结气，痈肿，癥瘕坚气，腹中上下鸣，下十二水肿。一名落首。生池泽。

【点评】海藻，源于马尾藻科植物羊栖菜或海蒿子。海洋植物以藻类占主体，藻类之中的褐藻色深、质厚，并有枝叶状形态，最具特色。神农只选褐藻中一类有分枝的类型，称为"海藻"入药，其他植物一概不选。因海洋之中，生态一致，功效相同，只

---

① 除头秃：此句后原有"能化金、银、铜、铁奇物"，是炼丹士之语，故删。

需选择最具代表的一类即可。海藻被海潮冲刷，容易折断而随潮水飘荡，而有"一名落首"之称。

140. 雷丸

味苦，寒。杀三虫，逐毒气，胃中热，利丈夫，不利女子。作摩膏，除小儿百病。生山谷土中。

【点评】雷丸是多孔菌科真菌的菌核，外黑内白，生于竹根之下，分布于高温高湿的竹林下，地下微生物及害虫多，自身味苦而杀三虫，逐毒气。

141. 松萝

味苦，平。主瞋怒邪气。止虚汗，头风，女子阴寒肿痛。一名女萝。生山谷。

【点评】松萝源于地衣类植物长松萝或环裂松萝，呈细柔之丝状，生于高山之巅，挂在树干之上，以松为佳。故名松萝，女萝也。

松萝生于山巅之上，云雾缭绕，寒风凛冽，日晒雨打，捕风饮雾，自给自足。虽生树干，只是附着；细柔之体，随风飘逸，至柔之体，至韧之魄。"苦"与环境相合，"平"乃自性展现。神农在地衣植物中，只选此一种本草，味苦，平，用以"主瞋怒邪气，止虚汗，头风，女子阴寒肿痛"。

142. 石韦

味苦，平。主劳热邪气，五癃闭不通。利小便水道。一名石䩾。生山谷石上。

【点评】石韦源于蕨类植物水龙骨科石韦属植物，蔓延石上，多藏于林缘溪边的半阴环境，沿石面常有涓涓细流。其叶如皮而厚，冬天常绿而抗寒湿，神农云其"主劳热邪气，五癃闭不通，利小便水道"正是石韦生长环境与形态共同形成的功能。全国石韦属植物甚多，从北到南的有柄石韦、石韦和庐山石韦三种是最常见和常用的。有柄石韦主产温带，气候寒冷而干旱，植株偏小，资源少；石韦主产亚热带，气候温暖而湿润，植株大于有柄石韦，资源丰富；庐山石韦生于亚热带地区，植株最大，药材多称"大叶石韦"，由于生活在林荫之下石缝或树上，资源量小，药材少见。

143. 药实根

味辛，温。主邪气诸痹疼酸。续绝伤，补骨髓。一名连木。生山谷。

【点评】药实根，神农选出，后代失传。吾之学生付利方从"一名连木"，联系到蕨类植物槲蕨，药称骨碎补，附生树木，根状茎肉质肥厚，性温而补肾强骨，活血止痛，正与神农"药实根"相合。后代之"骨碎补"即神农之"药实根"也。

144. 彼子

味甘，温。主腹中邪气。去三虫，蛇螫蛊毒，鬼疰伏尸。生山谷。

【点评】"彼子"，历史上曾失传。直至唐代，才重新被认识。神农命名本草，直指本质，非常直白。"彼，禅也，皆衺也"。"衺"读"邪"音，同邪。"彼子"，即"邪子"也。此子"主腹中邪气，去三虫，蛇螫蛊毒，鬼疰伏尸"。所称"邪子"，云其功也，改称"彼子"，雅者也，与"猪零"称"猪苓"，"马屎蒿"称"马矢蒿"同理。

彼子，源于红豆杉科植物榧的种子，现代称榧子，或香榧。

145. 麻黄

味苦，温。主中风伤寒头痛，温疟。发表出汗，去邪热气，止咳逆上气，除寒热，破癥坚积聚。一名龙沙。生川谷。

【点评】麻黄来源于裸子植物麻黄科草麻黄、木贼麻黄、中麻黄的草质茎，它们生活的环境极其严酷，立足沙石之基，扎根干旱不毛之地，任凭狂风沙石吹打，冬顶严寒，夏冒酷暑。麻黄形态极其特殊，非草非木，只有纤弱的细枝，却无正常的绿叶，光合作用依赖绿枝(也是药材之"麻黄")。特殊生境，产生特殊的形态，也必有独特功能。神农选择麻黄，"主中风伤寒头痛，温疟"，此乃特殊之域特殊之药也。

146. 芜荑

味辛，平。主五内邪气。散皮肤骨节中淫淫温行毒，去三虫，化食。一名无姑。生川谷。

【点评】芜荑之用，乃榆科植物大果榆果实加工品。味辛，可散邪毒之气，还能化食、去三虫也。芜荑之名，"芜"喻丛生之草，繁杂而丰盛，"荑"有芽之义，大果榆之果荚丛生而茂盛，花果聚生枝条，乃荑之状，合则为"芜荑"也。

147. 桑根白皮 叶

味甘，寒。主伤中，五劳六极羸瘦，崩中脉绝。补虚益气。生山谷。

叶 除寒热，出汗。

【点评】桑根白皮来源于桑科植物桑的根皮。神农选用两种"白皮"之药，均是宅旁常植之树，一为桑，一为梓，后将"桑梓"作为故乡代称。从神农利用桑梓作为本草，可见"本草不远人"，与人息息相关，生活在相同环境中，有相似的需求和调节环境的能力，可助病人恢复自身能力。

桑叶，饲蚕之物，因枝叶流动的乳汁是蚕体重要营养。叶中乳汁来自树皮之运输，根皮是其源头。神农选择桑之根皮药用，乃桑中最精华部位，除去外层粗而无用之皮，称为"桑根白皮"。味甘、寒，补益之功甚显，"主伤中，五劳六极羸瘦，崩中脉绝，补虚益气"。桑叶药用，主"除寒热，出汗"，后世常用发汗解表。

148. 桑上寄生 实

味苦，平。主腰痛，小儿背强，痈肿。安胎，充肌肤，坚发齿，长须眉。一名寄屑，一名寓木，一名宛童。生川谷。

实 明目，轻身，通神。

【点评】桑上寄生来源于桑寄生科植物桑寄生和槲寄生，本草名称虽曰"桑寄生"，但寄主多种，非仅桑也。神农从自然界选择了一批寄生在大树枝干的植物，命名为"桑上寄生"。此类植物为灌木状，多为常绿，根吸附于寄主皮中吸取营养，叶也进行光合作用，植物学上称为"半寄生植物"。此类植物甚多，从温带到热带均有分布，温带多以槲寄生为主，亚热带多以桑寄生为主，现在两类植物均作"桑上寄生"药用。神农命名为"桑上寄生"另一层涵义是寄生本草要选准寄主植物，如寄主植物有毒，则会危及病人安全甚至生命，不得不慎！

149. 紫参

味苦，寒。主心腹积聚寒热邪气。通九窍，利大小便。一名牡蒙。生山谷。

【点评】神农选择了六参，其中人参、苦参、玄参、沙参、丹参均有补益之功，唯有紫参未见补益之描述。对比发现，其他五参均以根入药，惟有紫参以根状茎入药也。

紫参来源于蓼科植物拳参，以根状茎横生伸展，对水分要求较高，有利大小便之功；根状茎生长不能持续贮存，而是不断替代生长，补益之功不足，以通为用。

150. 蠡实　马蔺

味辛，温。明目，温中，耐风寒，下水气，面目浮肿，痈疡。生川泽。

马蔺　去肠中蛭虫。轻身。

【点评】神农选择蠡实功能全面。蠡实是水蓼（亦称辣蓼）之果实，其味辛，温，可温中，耐风寒；生低湿之处能下水气，还能解毒，可治痈疡。种子之类又多有明目之功。

蠡实后来逐渐被辣蓼全草替代，两者虽有类似之功，全草明目、温中之性不及蠡实。使用蠡实，可补全草之不足。

现有用蓼科荭蓼之实入药，称"水红花子"，但荭蓼不生水中，味不及辣蓼之辛，其温中、耐风寒、下水气之功不及蓼实。

151. 大黄

味苦，寒。下瘀血，血闭寒热，破癥瘕积聚留饮宿食，荡涤肠胃，推陈致新，通利水谷，调中化食，安和五藏。生山谷。

【点评】我国特产的重要本草大黄，来自蓼科大黄属植物。该属分布于高寒山区，我国占三分之二。本草大黄，神农优选产于青藏高原及邻边的株植高、叶分裂、圆锥状花序，唐古特大黄、掌叶大黄、药用大黄入选而质优，它们可生长到海拔四千多米的高寒山区。

大黄功效卓著，被誉为药中"将军"，能下，能破，能荡，能推，能通，能调，还能安和五藏。它们生于高寒空旷的山区，根大而黄，味苦寒，但气清香，气与味的共同作用起到通上彻下，调中化食，安和五藏之功。

有人曾把产于中国青藏高原的"将军"大黄引至欧洲栽培驯化，最后形成当地一种食用蔬菜。

152. 瞿麦

味苦，寒。主关格诸癃结，小便不通。出刺，决痈肿，明目去翳，破胎堕子，下闭血。一名巨句麦。生川谷。

【点评】瞿麦，石竹科植物，属于双子叶类，但苗却似单子叶植物麦类，用"麦"言其叶形也；果长圆形，直生枝顶，犹如雀鸟顾视警惕态，而称"瞿"也。两字相合，"瞿麦"之名出也。

瞿麦来源于两种植物，花淡红，瓣端深裂成细丝状者植物也称"瞿麦"；另一种花紫色，瓣端仅浅裂成锯齿状，植物名为"石竹"。两者同科同属，形态相似，生态相同，功效也相同。

153. 厚朴

味苦，温。主中风伤寒头痛寒热，惊悸，气血痹，死肌。去三虫。生山谷。

【点评】厚朴，来源于木兰科植物厚朴和凹叶厚朴的树皮。厚朴是神农选择二种苦味树皮之一，秦皮微寒，厚朴性温也。性温则主祛寒，所以"主中风伤寒头痛寒热"。"惊悸，气血痹，死肌"均由寒而致。性温之厚朴有去三虫之功，而性微寒之秦皮却不具此功。

厚朴之名与其药用之皮相关，"朴"乃木皮也，皮厚故称"厚朴"。厚朴药材来自西部的"川朴"质量最佳，来自东部的"温朴"略次。两者分别源自厚朴和凹叶厚朴之树皮。

154. 五味子

味酸，温。益气，咳逆上气，劳伤羸瘦，补不足，强阴，益男子精。一名会及，生山谷。

【点评】五味子，来源于五味子科植物五味子及华中五味子的果实。神农"尝百草"，很多本草之名皆与尝味相关，最为突出者，此"五味子"也，以此命名，最有特色。当描述其味时，只言"酸"，因神农全经之中多以主味列之，兼味舍去。再阅经文，五味子以酸为主，但并不"主收"，而是益气。探索本草，要注意历史上味之功能已发生了较大变化，留心探之。

155. 黄连

味苦，寒。主热气目痛，眦伤泣出。明目，肠澼，腹痛下利，妇人阴中肿痛。久服令人不忘。一名王连。生川谷。

【点评】黄连，来源于毛茛科黄连属多种植物，由于资源不均匀，现在以植物黄连为主要来源。黄连特色鲜明，色黄形如连珠，味苦，习性常绿耐寒，生境阴湿深沉。苦寒清热，清头目及腹部湿热效最显著。药材古有宣连，今之著名者为川连，缘于栽培成功，资源丰富，同属植物雅连、云连同样有效，只是产量甚小，无法广泛使用。

156. 白头翁

味苦，温。主温疟狂易寒热，癥瘕积聚瘿气。逐血，止痛，金创。一名野丈人，一名胡王使者。生山谷。

【点评】白头翁，来源于毛茛科白头翁属植物白头翁等。神农命名"白头翁"是以其果序如满头披散白发之老翁。后人未明神农之意，误认为白头翁药材的根上部有白色茸毛。这一误解，使后世白头翁来源一片混乱，因药材根端有白色毛草保护者种类甚多，以此为辨识，导致白头翁成为本草伪品最多之药。要明白神农命名本草，多以基原特征命名，便于准确辨认，而非以已采集形成的药材来命名。

157. 蔓椒

味苦，温。主风寒湿痹，历节疼。除四肢厥气，膝痛。一名豕椒。

生川谷及丘冢间。

【点评】椒，辛辣之味也，有蔓而辣者，蔓椒也。主风寒湿痹历节疼，除四肢厥气，膝痛。即祛风除湿，通络止痛之药也。唐代始用之"威灵仙"，属于毛茛科铁线莲属植物，茎蔓生，叶辣似椒；其味辛、咸，微苦，性温；其功祛风湿，通经络，用于风湿痹痛，肢体麻木、筋脉拘挛，屈伸不利；其生态也是川谷及丘冢间。它的形、味、气、功、能及生态均与神农蔓椒一致，因而"蔓椒"即常用本草"威灵仙"也。

以前人们认为蔓椒是芸香科两面针，该物分布仅限南亚热带，局限而量少，乃地方习用之草药；而两面针香气浓烈，兼有理气之功，这是蔓椒不具备的特征。自唐代开始使用的威灵仙分布广，资源丰富。把威灵仙与神农失传的蔓椒连接起来，证明本草传承的源远流长，中途有的已发生变化。

蔓椒，即毛茛科铁线莲属威灵仙，威灵仙类植物，含有白头翁素，新鲜时有辛辣之味，因以"椒"名之。干燥后，辛辣之味失去而"苦"也。

158. 蘗木

味苦，寒。主五藏肠胃中结热，黄疸，肠痔。止泄利，女子漏下赤白，阴伤蚀疮。一名檀桓。生山谷。

【点评】蘗木之"蘗"音"聂"，树木萌蘗成丛状，"木"乃茎木也，合之乃丛生之木也。小蘗科小蘗属植物与此相符，它们为丛生灌木，木质色黄，味苦，有退黄、清热之功；周身是刺，有破结而主五藏肠胃中结热。在本草传承中，先由"蘗"转成"蘗"（音"薄"），再去草字头成"檗"，又转成同音字成"黄柏"。几经变化，由药用茎木的小蘗科"蘗木"，变成用树皮的芸香科"黄柏"。

黄柏虽色黄，味苦寒与蘗木相同，但木、皮有别，刺之有无不同，功效也异。蘗木有木有皮上下通达，加之刺之破结，功广于黄柏，亦优于黄柏也。

"一名檀桓"，"亶"，音"胆"，多谷也，小蘗花繁子茂，正合其义；"亘"，音"茛"，连绵不断也，小蘗地下分蘖繁殖，互相连接，山区作为绿篱可防牲畜也。两字各加"木"旁，即成"檀桓"。"檀桓"之名更直观显明神农所用蘗木即小蘗科小蘗也。

蘗木由小蘗科小蘗之"木"演变成芸香科黄柏属植物之"皮"，这种演变居然几千年也未被发现，或许神农本草传承有一历史断裂期？

159. 鬼臼

味辛，温。杀蛊毒鬼疰精物，辟恶气不祥，逐邪，解百毒。一名爵犀，一名马目毒公，一名九臼。生山谷。

【点评】小蘗科之本草"鬼臼"，以根状茎特征命名也。其叶也颇具特色，一枚大叶具多角，称八角莲也。根状茎年生一节，呈臼状，数枚相连，神农称之"鬼臼"。"九臼"乃示其生长年限长，品质佳也。李时珍曰："此物有毒，而臼如马眼，故名马目毒公"。"杀蛊解毒，故有犀名"，称为"爵犀"，"爵"乃一种小鸟，言其有犀之功，但是草也。鬼臼有毒，使用时应注意安全。

160. 淫羊藿

味辛，寒。主阴痿绝伤，茎中痛。利小便，益气力，强志。一名刚前。生山谷。

【点评】"淫羊藿"之名，由形与功而得。叶似豆藿，功使人畜好为阴阳。曾有谓：西川北部有淫羊，一日百遍合，盖食藿所致，故名淫羊藿。

本草淫羊藿来自小檗科淫羊藿属多种植物，北有朝鲜淫羊藿；西有柔毛淫羊藿；中有箭叶淫羊藿；西南有巫山淫羊藿。从北到南，叶从纸质、形圆而冬眠到革质、窄长而常绿。这些均是同属植物对不同地区生态环境适应的不同状态。

161. 通草

味辛，平。去恶虫，除脾胃寒热，通利九窍血脉关节，令人不忘。一名附支。生山谷。

【点评】神农以功命名"通草"，来源于木通科植物木通等植物藤茎，能"去恶虫，除脾胃寒热，通利九窍血脉关节，令人不忘"，皆通之功也；"一名附支"，则是言其状态，此物为藤，自己不能直立，附于他物支撑而长，乃曰"附支"。

李时珍释曰：通草"有细细孔，两头皆通，故名通草，即今所谓之木通也"。误将药材之特性作为命名之依据，导致后来的混乱。清末直至20世纪末，人们以东北所产之东北马兜铃作为木通药用，因其药材茎木的细孔特别明显，更符合李时珍的描述，并以地而名为"关木通"，也称之为地道药材流行全国。后来发现有强烈的肾毒，而被迫淘汰。由于对通草名称理解错误，导致药物误用，并由此付出众多的生命代价！这段惨痛历史教训应永久牢记！

162. 防己

味辛，平。主风寒温疟热气，诸痫。除邪，利大小便。一名解离。生川谷。

【点评】神农命名之"防己"，"己"应为"巳"也，"巳"为蛇形，"防巳"乃可防蛇，蛇嗅其辛，避让之也，多数马兜铃属植物之根有治毒蛇咬伤之功。防己"一名解离"云其根内有黑纹如车辐解之状，此为汉魏以前使用的防己特征，《金匮要略》木防己汤所用即此，来源于异叶马兜铃的根。

后世以根大而有粉者为好，改用防己科防己的块根。今用之防己，均为防己科防己，又名"粉防己"，"利水消肿，祛风止痛"之功明显。此为药用品种演化之一例。

163. 牡丹

味辛，寒。主寒热中风，瘛疭，痉，惊痫邪气。除癥坚瘀血留舍肠胃，安五藏，疗痈疮。一名鹿韭，一名鼠姑。生山谷。

【点评】芍药科芍药属植物包括本草芍药和牡丹，分布温带或亚热带较高海拔的草本类有肉质根，被神农选作本草芍药；亚热带地区出现了灌木类，根有木质心，但皮肥厚，香气浓郁，此类被神农选作牡丹。芍药之根难闻到香气，而牡丹根皮香气四溢，经久不减。两者药性与其禀性有关，芍药内敛之性则"主邪气腹痛"，牡丹外散之性则"主寒热中风，瘛疭、痉、惊痫邪气"。所主区别甚大。但后世却忽视了神农牡丹之药性，多认为只有清热凉血，活血化瘀（除癥坚瘀血留舍肠胃）之功，甚为可惜！

164. 芍药

味苦，平。主邪气腹痛。除血痹，破坚积寒热疝瘕，止痛，利小便，益气。生川谷及丘陵。

【点评】神农所用芍药，来源于芍药科植物芍药，均为野生，后世栽培，将栽者称白芍药，野生者改称赤芍药。栽培者，经过人力，肥大变白，生长年限缩短(3～5年)，有的为了便于保存，熏硫变白，导致白芍变质味酸，这些均是人为参与后产生的变化。人工生产虽增加了产量，但必须恢复或接近原生态，才能保证生产出优质本草。

165. 葶苈

味辛，寒。主癥瘕积聚结气，饮食寒热。破坚逐邪，通利水道。一名大室，一名大适。生平泽及田野。

【点评】人类的蔬菜多数来自十字花科植物，因而神农仅从十字花科植物中选了葶苈和薪蓂子两种本草，两者均是夏天休眠植物。

"葶苈"之名以功命之，"亭"乃"停"也，"历"，经过也，人体内停滞之物，疏之，使之正常通行，合言"亭历"，草者，冠草为"葶苈"。使用葶苈，治疗人体积聚、结气，寒热使其疏通，身体大适，体内之可容空间大增，一名"大室"与"大适"也。

166. 石南 实

味辛，平。养肾气，内伤阴衰，利筋骨皮毛。一名鬼目。生山谷。
实 杀蛊毒，破积聚，逐风痹。

【点评】蔷薇科植物石南为常绿小乔木，十分耐寒，能分布到亚热带与温带交界的江苏、安徽、河南、陕西、甘肃一带。耐寒之性以叶为显，叶无毛保护而能耐寒，神农用以养肾气，利筋骨皮毛。

石南之果实也作药用，它的果实生于春，成熟于冬，熟时红色，孕育时间长，而有破积聚，逐风痹之功。

石南子房下位，果实成熟后，红色圆果顶端留下花朵脱落之痕迹，而"一名鬼目"。

167. 营实

味酸，温。主痈疽恶疮，结肉，跌筋，败疮热气，阴蚀不瘳。利关节。一名墙薇，一名墙麻，一名牛棘。生川谷。

【点评】神农之营实，来源于野蔷薇之果实，此为极常见之植物。神农不选根、茎、叶、花，而用实，足见"实"为植物贮藏最丰富之处。蔷薇科是花果大科，现代中药用花很多，如月季花、玫瑰花、绿萼梅，而神农只挑选营实、蕤核、梅实、杏核仁、桃核仁、郁李仁等果实种子药用。蔷薇属植物之营实随处可见，采收甚易，只要留意，路边墙脚皆有，此果熟而不落，可供采期很长。后世改用同属植物金樱子，花大、果大，熟后甚甜，功效与营实区别甚大，为固精、缩尿、涩肠、止带之药。

168. 地榆

味苦，微寒。主妇人乳痓痛，七伤，带下病。止痛，除恶肉，止汗，疗金创。生山谷。

【点评】蔷薇科本草地榆，来源有两种植物，一名地榆，小叶片卵圆形或长圆形，中间宽而两端窄，根亦呈中间粗两端细的纺锤状，生长在耐寒的北方及南方高山草甸之上；一名长叶地榆，小叶带状长圆形至带状披针形，中间和两端宽度相近，根亦为长圆柱形，喜生低海拔的山坡草地及田埂等处。地榆形态印证了张颖清全息生物学之理与本草形态学关系。

地榆根色紫褐，入土深长，味苦，微寒，善清血热，除人体下部之疾患也。

169. 杏核仁

味甘，温。主咳逆上气雷鸣，喉痹。下气，产乳，金创，寒心贲豚。生川谷。

【点评】桃、杏、郁李均为蔷薇科植物，三者种仁：杏核仁、桃核仁、郁李仁，皆含油脂，有润下之功。有润性作用之种仁，以生于温带及亚热带北缘为主，有助于积累也。梅生于亚热带，则以实为本草，不用种仁也。三者植株高矮不同，作用部位有别。杏树高大，下气，作用于上，主咳逆上气、喉痹、寒心贲豚等；桃树居中，行血，作用于中，主瘀血血闭，癥瘕邪气；郁李植株矮小，利人体之水液，主大腹水肿，面目四肢浮肿，利小便水道。

170. 梅实

味酸，平。下气，除热烦满，安心，肢体痛，偏枯不仁，死肌，去青黑痣，恶肉。生川谷。

【点评】梅与杏皆为蔷薇科植物，树形、叶形、果形均相似，不同于梅生南方，杏生北方。北方之梅，仅供观赏，花而不实，南方之梅才能结实；杏产北方，江南少有分布。杏选用核仁，功在仁之油润；梅用果实，功在果之酸平。两者均主下气，杏核仁甘温而主咳逆上气雷鸣，喉痹，寒心贲豚；梅实酸平则除热烦满，安心。梅、杏之习性、分布不同，功也有别。

171. 郁李仁　_根

味酸，平。主大腹水肿，面目四肢浮肿。利小便水道。_{一名爵李。}
_{生川谷。}

根　主齿龈肿，龋齿。坚齿。

【**点评**】郁李为小灌木，低矮，核仁则利小便水道。仁富含油
脂，有润肠之功，后世郁李仁主要作用增加了润燥滑肠之功。似
"李树"而小，"一名爵李"。

郁李仁的来源除郁李外，还有同属欧李，另外李属的灌木类
植物榆叶梅，长梗扁桃的种仁也有作为郁李仁入药的。本草基原
之选用是从"类"来整体考虑，分类不分种，与现代植物分类有
本质区别。

172. 槐实

味苦，寒。主五内邪气热。止涎唾，补绝伤，五痔火疮，妇人乳
瘕，子藏急痛。_{生平泽。}

【**点评**】槐树，豆科植物，乔木，其叶墨绿浓郁，木之心材黑
色，俗谓"黑心槐"也。鬼为阴物，与槐之叶与木材相合，称"槐
树"也。神农以槐实药用，实苦寒，神农用以"主五内邪热气"。
后又以槐花及花蕾（槐米）药用。百余年前，从美洲引入有刺的
豆科乔木，与槐树相似，往往容易混淆，引入之种称为刺槐、洋
槐，花春季开放，可食，果非肉质；而槐树之花，七月开放，不
作食物，果肉质，应注意区分。

173. 苦参

味苦，寒。主心腹结气，癥瘕积聚，黄疸，溺有余沥。逐水，除痈肿，补中，明目止泪。一名水槐，一名苦䔡。生山谷及田野。

【点评】六参中，以味命名者仅苦参也。六参之味，除人参味甘外，其他五参皆苦也。味苦之参均主心腹结气，癥瘕积聚。苦参"一名水槐"，言其叶如槐而生境与水湿相关，喜生田埂、坡脚等处，根深长。生于其境，而具其功，能利水退黄，治黄疸、溺有余沥，有逐水之功。

苦参为豆科植物，肉质主根发达，以味苦而得名，苦能泄下，"主心腹结气，癥瘕积聚，黄疸，溺有余沥。逐水，除痈肿"，皆是泄下之功也。参类为肉质主根，兼有补中之功。

174. 葛根 葛谷

味甘，平。主消渴，身大热，呕吐，诸痹。起阴气，解诸毒。一名鸡齐根。生川谷。

葛谷 主下利，十岁已上。

【点评】葛，来源于豆科植物，生长之茂，植物中罕见。茎蔓粗大而长，但不坚实，仍称草质。根直而下，年久粗大，贮藏丰富，味甘润而多津液；藤叶攀树顶，繁而茂。葛之根可从极深地下起阴气，输布整体，以达颠顶。神农取之"起阴气，主消渴，身大热，呕吐，诸痹"，并能"解诸毒"。张仲景在《伤寒论》中用治"项背强几几"，皆是起阴气，贯通阴阳之效也。"几"，音"紧"也。

民间用葛根煮熟切片食用，甚至成为街头特色小吃。有医者受启发用葛根百克，治疗耳鸣和颈椎病有效。

本草之葛，当以广布种葛为正（植物学者误称为"野葛"），此种几遍布全国；另有一种甘葛藤只分布广东、广西、四川、云南等地，生长快速，内蕴不足，常见栽培，俗称"粉葛"，其功不及葛也。

葛谷，非其种子，因其种子成熟率低。葛根制作之淀粉习称"葛粉"，是人们惯用之食物，符合"葛谷"之称，以此"主下利，十岁巳上"或是神农之原意也。

175. 大豆黄卷 生大豆、赤小豆

味甘，平。主湿痹，筋挛膝痛。生平泽。

生大豆 涂痈肿。煮汁饮，杀鬼毒，止痛。

赤小豆 下水，排痈肿脓血。

【点评】大豆，豆科植物。大豆黄卷乃黑大豆发芽晒干之品。两瓣黄色肥厚，伸出之根细长卷曲，合称为"大豆黄卷"。大豆是喜湿植物，花期对水要求最高，民谚曰："大豆开花，田沟抓虾"，即此时田间沟中应有积水，才有利于大豆孕育果实也。大豆黄卷可主湿痹。

大豆之生者，豆腥之味浓，当人生疔疮往往嚼之不觉其腥，民间有口嚼生大豆外敷痈肿之法。

176. 黄耆

味甘，微温。主痈疽，久败疮。排脓止痛，大风癞疾，五痔鼠瘘，补虚，小儿百病。一名戴糁。生山谷。

【点评】耆，老也，六十为耆。曾见内蒙古产的黄耆根上部直

径达五寸，与"耆"相称也，根色淡黄，神农因而命名为黄耆。李时珍曾释为："耆，长也。黄耆色黄，为补药之长，故名"。但观神农本草，黄耆之主功消肿排脓解毒也，只是最后才带上补虚，小儿百病。耆为"老"而非"长"也。

黄耆，豆科植物，生长于温带地区，耐寒，喜干燥、阳光充足、土层深厚的土壤，根直而长，疏松而不坚实，以疏通人体内部瘀滞为主。

177. 酸酱 实

味酸，平。主热烦满。定志益气，利水道。一名醋酱。生川泽。

实 产难，吞立产。

【点评】酱作为烹调辅料，有甘香之气味。操作不慎，会有酸败之变，神农用人们熟悉食品命名中药，可谓用心良苦！

后世误认为酸酱是茄科挂金灯，云其"子作房，房中有子，如梅李大，皆黄赤色。小儿食之能除热"。

但神农之"酸酱"味酸，而挂金灯除果熟时甘，根、茎、叶皆苦，味异也；无"主热烦满，定志益气，利水道"之功效。果实也无治产难之效。挂金灯与神农所选的酸酱味不同，功效不同，非同一物也。

神农之酸酱，称为三叶酸草，唐代《千金方》治妇人赤白带下，用的是三叶酸草；《灵苑方》治卒患诸淋，遗沥不止，小便赤涩疼痛，用的也是三叶酸浆草。这才是真正的酸酱，现代称为酢浆草。

《中华本草》意识到历代酸酱之误，将来源于茄科者称"挂金灯"，不再称为酸酱。真正的酸酱应是酢浆草科的酢浆草，它味酸与功效均与《神农本草经》所述吻合。

178. 吴茱萸 根

味辛，温。温中，下气止痛，咳逆寒热，除湿血痹，逐风邪，开腠理。一名薮。生山谷。

根 杀三虫。

【点评】芸香科植物多具辛烈之气味，神农选用吴茱萸、橘柚、蜀椒等不同类型药用。茱萸果实气味浓烈，民俗作为避秽之物。果实成熟时红色，五裂开口，形如"曳"字，名为"朱曳"，各加草字头，即为"茱萸"。古以吴地为佳，"吴茱萸"之名成也。古人重九登高所佩之茱萸，也即指此，而非山茱萸。

179. 枳实

味苦，寒。主大风在皮肤中，如麻豆苦痒。除寒热结，止利，长肌肉，利五藏，益气轻身。生川泽。

【点评】枳，即枸橘也，芸香科植物。唐宋之前枳实，皆是枸橘。明代，以江南酸橙作枳实，取代了枸橘。但在福建等地仍以枸橘作枳实正品应用也。

180. 橘柚

味辛，温。主胸中瘕热逆气。利水谷。久服去嗅，下气通神。一名橘皮。生川谷。

【点评】神农主名为"橘柚"，"一名橘皮"，合观两名，知所指为橘之果皮，来源于芸香科植物。主名有"橘"与"柚"，因两者同类，功效近似，为方便选择，称之橘柚。现代本草，橘皮又称陈皮，来源于橘及同属多种植物成熟果皮；分化出的化橘红，来源于柚及变种化州柚外层果皮。陈皮、化橘红功效均为理气宽中，燥湿化痰。

181. 卫矛

味苦，寒。主女子崩中下血，腹满汗出。除邪，杀鬼毒蛊疰。一名鬼箭。生山谷。

【点评】卫矛，来源于卫矛科灌木，卫矛之茎有特殊的棕色翅状木栓，神农称为卫矛与鬼箭，颇为形象。此物特殊之形态，自身具备的特殊之功，味苦，寒，"主女子崩中下血，腹满汗出"。

182. 白敛

味苦，平。主痈肿疽疮。散结气，止痛，除热，目中赤，小儿惊痫温疟，女子阴中肿痛。一名菟核，一名白草。生山谷。

【点评】白敛消肿散结之功，民间称为"见肿消"，是解毒消肿常用本草。来自葡萄科草质藤本植物，地下有多枚块根。"白敛"块根皮赤肉白，浆果成熟时也多白色，俗称"白米饭"，味甘，孩童喜采而食之。"白敛"与白色收藏物有关。"一名白草"，进一步指明根肉质白色，果亦白色也；菟核指根，白敛一株之下有多枚卵形块根，习称山栗子、黄狗卵子、地老鼠、母鸡抱蛋等，而神农则以"菟核"名之。

183. 木香

味辛，温。主邪气。辟毒疫温鬼，强志，主淋露。久服不梦寤魇寐。生山谷。

【点评】"木香"，直接理解乃木之有特殊香气者。李光燕认为应是"沉香"，辛香而温的药物，驱邪气之功显，避毒疫温鬼之力见，有强志之能。木香之木，后人并未重视，改木为草，用草之根，先称"广木香"，广东进口而来；后又称"云木香"，云南可以栽培。更有甚者以"川木香""土木香"等代之。此类品种为后代增添之药，非神农所用木香。它们可以用其他名称，如"云木香"，但不可直称"木香"而与神农之药混淆。神农之木香，乃"沉香"也。近年人工结香技术已有突破，紧缺资源可望逐渐缓解。

184. 王瓜

味苦，寒。主消渴，内痹，瘀血月闭，寒热酸疼。益气，愈聋。一名土瓜。生平泽。

【点评】王瓜，葫芦科植物栝楼之果实。神农选了栝楼根（雄性之根），当然也会选用雌性之果（王瓜）来作药用，因栝楼是单性异株植物，雄性之根和雌性之果均是药用的最佳选择。同种植物，雌雄相配，阴阳相合也。栝楼根"一名地楼"，王瓜也"一名土瓜"，地、土相对也。"王"者，大也，野生葫芦科植物，结实最大者莫过于栝楼也，其果一直是常用中药。后人有认为植物学者定名的"王瓜"就是本草"王瓜"，需知植物王瓜果小，分布窄，产量小，既称不上"王"，也无药材供应，只有栝楼之果作王瓜才名正言顺，几千年传承不误也。

185. 栝楼根

味苦，寒。主消渴，身热烦满，大热。补虚安中，续绝伤。一名地楼。生川谷及山阴地。

【点评】栝楼，葫芦科植物，草质藤本，为何命名用"木"旁？其名是描述其习性，栝，音"扩"，是箭末扣弦处，楼是二层以上的房子。栝楼习性独特，它藤上之卷须可用于攀援，还可用于爬墙！一旦接近墙壁，卷须变成吸盘，牢牢吸附直立墙壁顺势而上，攀至楼顶，就如箭扣住了箭弦。见过一座六层楼墙壁布满栝楼藤，秋天，上面挂满黄澄澄果实。"一名地楼"，云其从地面长出，藤攀至高之楼也。

栝楼雌雄异株，雌株结果繁多，消耗大量营养，根内储物较少；而雄性之根消耗少，储备充实，本草栝楼根取自雄性之栝楼。

186. 五加皮

味辛，温。主心腹疝气腹痛。益气，疗躄，小儿不能行，疽疮，阴蚀。一名豺漆。

【点评】五加科植物，神农只选两种，人参属草本植物人参之根；五加属灌木五加之根皮。五加皮，有填补人身不足之功，能"益气疗躄"，治"小儿不能行"。昔修道之人曾曰："宁得一把五加，不用金玉满车"，时珍曰："五加治风湿痿痹，壮筋骨，其功良深，仙家所述虽若过精，盖奖辞多溢，亦常理也"。

五加皮来源于五加科细柱五加；但近年冒出了"北五加皮"，又称"香五加皮"，乃萝藦科植物杠柳根皮，以药材形似而伪充，有毒之物，完全是冒用之品，应尽快淘汰。

187. 水靳

味甘，平。主女子赤沃。止血养精，保血脉，益气，令人肥健，嗜食。一名水英。生池泽。

【点评】水靳，水芹也，伞形科植物。初生之嫩茎为"英"，食用其英，甚美。水靳，"一名水英"，生长离不了水生环境，在浅水、沟边生长繁茂，是山区喜食之山珍，餐桌上的佳肴。水中之蔬，味甘而香，冬天常绿，是食药兼宜之本草，止血养精，保血脉，益气，令人肥健，嗜食(增进食欲)，良药也。

188. 藁本

味辛，温。主妇人疝瘕，阴中寒肿痛，腹中急。除风头痛，长肌肤，悦颜色。一名鬼卿，一名地新。生山谷。

【点评】"藁本"，伞形科植物，大草本，茎似谷类茎秆而称藁，音"搞"，"藁"与"稾"通，药用其根状茎，为此草地下之"本"也，合称"藁本"也。藁本，味辛，温，具温通之性，"主妇人疝瘕，阴中寒肿痛，腹中急"也。

189. 蘪芜

味辛，温。主咳逆。定惊气，辟邪恶，除蛊毒鬼疰，去三虫。久服通神。一名薇芜。生川泽。

【点评】"芎䓖"，今称川芎，全株芳香，与茎叶均被神农所选用，根状茎为"芎䓖"，茎叶为"蘪芜"。蘪芜"蘪弱而繁芜"，叶细，古人一直作蔬，"薇"有蔬菜之义，所以"一名薇芜"。

神农用伞形科植物中茎叶可食者作为本草，蘪芜与水靳。蘪芜，味辛，温，主咳逆；而水靳，味甘，平，主女子赤沃。辛行气，而甘养血也。

190. 白芷

味辛，温。主女人漏下赤白，血闭阴肿，寒热风头侵目泪出。长肌肤，润泽。可作面脂。一名芳香。生川谷。

【点评】白芷，伞形科植物。"芷"，足也，地基也。草之足即根也。"白芷"，"白色之根"。根嗅甚香，"一名芳香"。白芷芳香之气，白皙之体，"主女人漏下赤白，血闭阴肿、寒热，风头侵目泪出；长肌肤，润泽，可作面脂"，乃白芷辛、温之功也。

191. 秦艽

味苦，平。主寒热邪气，寒湿风痹，肢节痛。下水，利小便。生山谷。

【点评】神农从龙胆科龙胆属中优选出两种本草，低海拔的龙胆，高海拔的秦艽。两者之味相同，极苦；药用部位相同，均为根。但两者根之形态迥异，龙胆根须状肉质，列于上经；而秦艽根粗而纠结，归入中经。

秦艽之功与其生活环境有密切关系。生于高寒山区，耐寒，有祛寒湿之功，"主寒热邪气，寒湿风痹"。药用主根，纠结扭转，如人四肢，重在四肢，可治肢节痛。又秦艽喜生高山草地潮湿之处，自有下水，利小便之功。

192. 茜根

味苦，寒。主寒湿风痹，黄疸。补中。生川谷。

【点评】茜草科植物是古代印染的色素原料植物，有栀子果实和茜草根。茜草，根绛色也，药用其根，神农称之"茜根"。茜草之根，《蜀本图经》名"染绯草"，汉代用茜草染绛，是古之染料植物。茜草之根，细而深长，既祛"寒湿风痹"，退"黄疸"，又有补中之功。

193. 旋花　根

味甘，温。主益气，去面皯黑色，媚好。一名筋根花①。生平泽。

根　味辛。主腹中寒热邪气。利小便。久服不饥轻身。

【点评】本草"旋花"为旋花科植物，包含小旋花和旋花两种分布广泛的植物。它们有白色细长发达的根状茎，伸展蔓延，地上繁衍迅速。全株具备白色乳汁；花瓣喇叭状，媚好，在花蕾中互相折叠，旋转状排列，称为"旋花"。神农选用全草药用，用花之特征命名，"味甘，温。主益气，去面皯黑色，媚好。"

旋花之"根"，植物学称为根状茎，白色细长。"一名筋根花"，横生的根状茎多有利水之功，所以"利小便"也。体内多乳汁，生长迅速，顺气之功甚强，而"主腹中寒热邪气"。其"根"食用甘美，"久服不饥轻身"也。

194. 紫草

味苦，寒。主心腹邪气，五疸。补中益气，利九窍，通水道。一名紫丹，一名紫芺。生山谷。

【点评】紫草科植物紫草为常用本草，以其根紫，可以染紫，

---

① 一名筋根花：此后原有"一名金沸"，为旋复花别名误入，故删。

称为紫草；一名紫丹，也为色紫兼红而得名。紫草资源近年逐渐稀少，后在内蒙古和新疆等地区发现紫草科另一类植物软紫草和黄花软紫草，根硕大而色亦紫，功效相似，现已广泛应用于临床，逐渐取代了传统的紫草，此为本草在传承中变化之例也。

195. 黄芩

味苦，平。主诸热黄疸，肠澼泄利。逐水，下血闭，恶疮疽蚀，火疡。一名腐肠。生川谷。

【点评】黄芩，唇形科植物。温带岗地阳性环境所产之黄芩，根黄而粗，最适于药用。"黄芩"之名，来自根黄的蔓生小草，"芩"乃小草，茎柔弱蔓生之义。其根生长一二年者坚实，药材称为"子芩"，年久则根头部开始腐烂变黑，中空，逐渐下延，神农的"一名腐肠"非常形象也。

196. 夏枯草

味苦，辛，寒。主寒热瘰疬，鼠瘘头疮。破癥，散瘿结气，脚肿湿痹，轻身。一名夕句，一名乃东。生川谷。

【点评】夏枯草，唇形科植物，生于冬，长于春，夏季到来则匆匆开花结实后休眠，夏眠植物也。这与多数植物盛长于夏相反，而有清热散结之功。夏眠之草众多，"夏枯草"为何独获此名？它的特征最典型，生长于阳性草地，环境低湿，花序密穗状，疏松膨大。一到夏季，迅速结实而成熟，果序枯萎呈黄褐色膨松柱状顶于枝端，摇曳醒目。入药最符夏枯之名，最具夏枯之性，因而独享"夏枯"之荣。

神农命名"夏枯草"，是以植物之性，而非药用部位。药用部位是成熟的果序。有误以全株为"夏枯草"，果序为"夏枯球"而分开用之，此为不明神农之意。神农选药之旨是以最佳部位药用也。夏枯草清热散结之功集中于人体之上部，如"主寒热瘰疬，鼠瘘头疮。破癥，散瘿结气"。又因生于阳性湿地，能治脚肿湿痹，而使人得以轻身。

197. 丹参

味苦，微寒。主心腹邪气，肠鸣幽幽如走水，寒热积聚。破癥除瘕，止烦满，益气。一名郄蝉草。生川谷。

【点评】丹参，唇形科植物。神农命名六参，以色命名者，有丹、紫、玄三参。"丹"乃"赤"也，该药之根挖起时，色鲜红，在自然界难以找到如此色彩鲜红之物，此名有助准确识别。加工干燥成药材后，色变暗，或称"紫丹参"，但神农命名的是植物，非干燥的药材，名用"丹参"。

丹参，行气，破积，以破癥瘕、益气为特长，是攻补兼备之良药。丹参为唇形科鼠尾草属植物，该属植物种类繁多，神农只选丹参，以根红、色正为指标，分布以温带地区为主，同属其他种类均无法入选，由此体现神农选药之奇妙也。

198. 假蘇

味辛，温。主寒热鼠瘘瘰疬生疮。破结聚气，下瘀血，除湿痹。一名鼠蓂。生川泽。

【点评】假蘇，来源于唇形科植物，今用之名为"罗勒"。神农之"假蘇"，与"水蘇"（薄荷）形、嗅相似，生态、功效不同，后人将假蘇改名为"荆芥"。假蘇，有水蘇之椭圆叶，具辛香之气。吴普曰："叶似落藜而细，蜀中生啖之"，藜叶为椭圆形，并能生食，吴普所云者正是正品假蘇也。但在以后传承过程中，渐渐演变成叶为羽状深裂的"裂叶荆芥"，这种变化渐离本原。

民间蔬菜荆芥，新鲜茎叶为餐桌常见之物。气香，叶椭圆而小，与水蘇相似，现称"罗勒"，此为神农之"假蘇"也。

199. 玄参

味苦，微寒。主腹中寒热积聚，女子产乳余疾。补肾气，令人目明。一名重台。生川谷。

【点评】玄参，玄参科植物也，药用块根，干后变黑，称之"玄参"。神农所选六参，玄参色黑而补肾气，令人目明。块根有消积之能，而"主腹中寒热积聚，女子产乳余疾"。

200. 紫葳

味酸，微寒。主妇人产乳余疾，崩中，癥瘕血闭，寒热羸瘦。养胎。生川谷。

【点评】紫葳，源于紫葳科植物凌霄。紫葳，花大，色橘红，华丽光彩，紫有庄重之义，称之"紫葳"也。后易名凌霄，云藤攀至树顶，而花又开于其巅，故名凌霄。来源既有国产的凌霄，又有引种的美洲凌霄。神农所用皆妇科疾患也，神农使用花类本草甚少，紫葳专为妇人之用，诚为妇科之良药也。紫葳之根、根皮及藤叶在不同地区也被选用，功能与花大致相似。凌霄根皮在民间配伍他药治疗毒蛇咬伤。

201. 沙参

味苦，微寒。主血积，惊气。除寒热，补中，益肺气。久服利人。一名知母。生川谷。

【点评】沙参，根深长而松泡，此乃正品沙参之特征，来源于桔梗科沙参属植物。后人将沿海地区沙土生长的伞形科植物珊瑚菜之根作沙参，因为它们生于沙地，此参产北地，改称"北沙参"，原来沙参被迫改名"南沙参"。北沙参药材坚实，与原来沙参形态、来源和生长环境均不同，两者混用并不合适。

神农云其味苦，但桔梗科之"沙参"味甘也，此为一疑；"一名知母"，与正名"知母"有何关系？二疑也。

202. 紫菀

味苦，温。主咳逆上气，胸中寒热结气。去蛊毒，痿蹶，安五藏。生山谷。

【点评】紫菀，来源于菊科植物紫菀的根状茎与根。李时珍认为"其根色紫而柔宛，故名。"紫菀药用根状茎和根两部分，根状茎结节中央凹下而呈蜿蜒曲折，色紫，根也色紫，另外嫩苗及花序均为紫色，为"紫菀"独特形态也。

紫菀耐湿畏旱，须根长而柔软，药材曾多将须根编成辫状，称"辫紫菀""软紫菀"，此规格现已少见。

203. 旋复花

味咸，温。主结气胁下满，惊悸。除水，去五藏间寒热，补中，下气。一名金沸草，一名盛椹。生川谷。

【点评】旋复，菊科植物，生于下湿之地，有细长根状茎，连片生长，有除水之功。主结气，胁下满，惊悸等疾，除水，去五藏间寒热使之逐渐恢复健康，故名"旋复"也。花色金黄，蕊繁而如泉水涌出，"一名金沸草"。

旋复"开花"时间很长，实际上结实后花仍不谢，保持着金黄之色，采下的药材多已为果序，干后呈白色绒团，为旋复带有冠毛的果实也。所以，"旋复花"功能实际上多是"旋复果"之功了！

204. 草蒿

味苦，寒。主疥瘙痂痒，恶疮。杀虱，留热在骨节间，明目。一名青蒿，一名方溃。生川泽。

【点评】草蒿，今称"青蒿"，菊科蒿属一年生植物。蒿者，高草也，草蒿，云其野生茂盛也。他蒿皆绿，惟青蒿独青。另有一种黄花蒿叶略带黄，可抗疟，现代作为青蒿之正品。据葛洪《肘后方》之方法，研制出抗疟药物，拯救多人性命，引起世界对中国本草的瞩目。

"一名方溃"，"方"古通"防"，方溃则有防止溃烂之义，草蒿主疥瘙痂痒，恶疮，正与防溃有关。

205. 知母

味苦，寒。主消渴热中。除邪气，肢体浮肿，下水，补不足，益气。一名蚔母，一名连母，一名野蓼，一名地参，一名水参，一名水浚，一名货母，一名蝭母。生川谷。

【点评】知母，来源于百合科知母的根状茎。分布于温带干旱向阳山坡，耐寒耐旱。根状茎肉质肥厚，外被纤维状叶残基包围，"叶至难死，掘出随生"。肉质耐旱的自身功能，"主消渴热中""补不足，益气"。药用根状茎，"下水"之功亦显也。

"知母"是其正名，"一名"多达八个，是《神农本草经》一名最多的种类。"知"通"智"，"知母"，即"智慧的母亲"。知母繁殖之根状茎为"母"，有毛被，抗旱，抗寒，耐晒，耐涝，真有智慧也！连母，根状茎连绵不断；野蓼，高大之状；蚳母、蝭母喻其似虫兽之体；水参、地参，言其功；水参，水浚耐水之性。耐水，又能除邪气，肢体浮肿，下水；有"参"之名，补不足、益气，主消渴。

206. 百合

味甘，平。主邪气腹胀心痛。利大小便，补中益气。生川谷。

【点评】百合科数种植物被用作本草百合，它们鳞茎中鳞叶多枚，抱合于茎上，状如白莲花，名之"百合"。

百合，味甘、平，食之如山薯，既是良药，又是佳肴，补中益气之功显也。百合鳞叶中营养物质是提供给植株生长之用，春耗秋积，替代生长，非养命之上品，入中品，养性以应人也。

百合百瓣围中，主邪气腹胀心痛；喜生湿处，鳞茎下垂至土之深层，而利大小便也。

207. 乌韭

味甘，寒。主皮肤往来寒热。利小肠膀胱气。生山谷石上。

【点评】乌韭，神农所选，后成千古之谜。葱属植物，有特殊气味，既是佳肴，又可调节人体。在《神农本草经》中已有葱实

（附葱茎），又有薤，为何独缺"韭菜"呢？（大蒜是外来种。）韭菜生长旺，色深绿，称"乌韭"，就辨不出何物了？韭菜原为野生，生长旺盛之处，往往被称为"韭菜岩""韭菜山"。

韭菜与葱、薤同属，百合科植物，味却不同，葱、薤皆辛而温，韭则甘，寒。《中药大辞典》"韭菜"条有言"行气，散血，解毒"；《别录》云"除胃中热"；《本草拾遗》载"下气"。由文献可知，与乌韭之"主皮肤往来寒热，利小肠膀胱气"相仿。因而知"韭"即神农之"乌韭"也。

208. 葱实 茎

味辛，温。明目，补中不足。

茎　可作汤，主伤寒寒热出汗，中风面目肿。

【点评】葱实，来源于百合科葱属葱的种子。葱，神农选实，实有明目之功，子多明目。"子"为植物下一代的营养库，则有"补中不足"之功。辛温之葱茎，主表证之伤寒、中风。

葱有数种，大葱原产中国西北部，结实率高，则是神农优选之品。另外还有火葱、香葱，则是后世栽培之品，民间也有应用，解表之功相似，而结实困难也。

209. 薤

味辛，温。主金创，疮败。轻身不饥，耐老。生平泽。

【点评】薤，百合科葱属植物。来源为小根蒜和藠头，皆为辛，温。神农所用之薤，主创、疮，解毒为主；而小根蒜是通阳散结，行气导滞之品。

小根蒜遍布全国，资源较为丰富，一直处于野生状态，无人种植。而薤头，在长江以南有较多的栽培，作为蔬菜。

210. 巴戟天

味辛，微温。主大风邪气，阴痿不起。强筋骨，安五藏，补中，增志，益气。生山谷。

【点评】"戟"，古之兵器，长杆之端附有月牙形利刃，杀伤力强也。神农用"戟"，言其功者，"大戟"也，"主蛊毒，十二水，肿满急痛，积聚"等。言形者"巴戟天"也，巴戟天之功强筋骨，安五藏，补中，增志，益气，为平和之补品。

本草形如"戟"者"菝葜"也，其茎坚硬多刺，根状茎呈坚硬刺状之鞭，更具特色，金刚根、金刚骨、金刚刺、金刚头、金刚鞭、铁菱角、铁刺菱、铁刷子、霸王刺，皆其雅称。

菝葜，古代本草记载为味甘，平、温。主腰背寒痛，风痹。益血气，止小便利(《名医别录》)。现代本草载其祛风利湿，解毒消痈，主治风湿痹痛，淋浊，带下，泄泻，痢疾，痈肿疮毒，顽癣，烧烫伤。用菝葜生产的治疗妇科炎症成药，颇受欢迎。神农巴戟天强筋骨，益气之功与菝葜相吻；主大风邪气，阴痿不起与菝葜解毒消痈有相近之处。菝葜同属之"光叶菝葜"(又称"土茯苓")治梅毒、淋浊更为接近。

菝葜之形，有金刚之称，金刚乃舞戟之神也；菝葜之功类于神农巴戟天也；"菝葜"之音，与"巴戟"也有相近之处。菝葜，百合科植物，分布广，资源丰，采集易，功效佳，是一良药，一直未能作常用本草运用，应是神农失传之"巴戟天"也。目前代用之品为分布华南茜草科植物，与"戟""巴"均无关，何谓"巴戟天"？

211. 萆薢

味苦，平。主腰背痛。强骨节，风寒湿周痹，恶疮不瘳，热气。生山谷。

【点评】萆薢主腰背痛，强骨节，治风寒湿周痹，使其"痹解"，添加草字头，改写成"萆薢"也，神农以功命之。

萆薢来自薯蓣科横生根茎类粉萆薢等植物，该类植物为草质藤本，茎右旋。薯蓣属另一类茎左旋者则以直生块茎入药之薯蓣为代表。

212. 茅根 苗

味甘，寒。主劳伤虚羸。补中益气，除瘀血血闭寒热，利小便。一名兰根，一名茹根。生山谷田野。

苗 主下水。

【点评】茅根，来源于禾本科植物白茅的根状茎。"茅根"以形之最突出特征名之，根端似矛，能穿透阻挡生长的障碍物，作用于人体而"除瘀血血闭寒热"；后世因其色白而称"白茅根"，突出了颜色却掩盖了破溃之主功。

茅根药用根状茎，味甘，补中益气而主劳伤虚羸。成片生长于地下水位较高的坡坎阳生环境，又有利小便及下水（苗）之功。如任何先生有验方：茅根80g，王不留行8～18g，乌药8g，用茅根穿透及利小便之功治老年前列腺炎所致小便不利，而有良效。

茅根之叶与兰草相似，"一名兰根"；茅根之苗是最好的马、牛饲料，"茹"原义是"喂马"也，故"一名茹根"。

213. 半夏

味辛，平。主伤寒寒热，心下坚。下气，喉咽肿痛，头眩，胸胀，咳逆，肠鸣，止汗。一名地文，一名水玉。生山谷。

【点评】半夏，天南星科半夏属植物，喜温暖湿润，荫蔽，忌高温、干旱、强光照射。春回大地快速长出，夏天高温来时主动回避，待天气转凉又迅速出土生长，在亚热带，一年出苗 2～3 次，甚至 9～10 月份还可见其开花结果。"半夏"之名不是来自 5 月份生苗，而是为了避高温，夏天处于半休眠状态，一旦遇到凉爽气候，就抓紧出土生长，所以称为"半夏"。

习谓半夏有毒，乃药用之块茎，刺激口腔、咽喉又麻又痛，似被蝎子螫的一样疼痛难忍；医家早就知道半夏毒性乃其刺激性物质，所以在"六陈歌"中写明半夏以陈久入药，刺激减小，保持功效，奏效奇特。

半夏之"毒"为何物？人们一直在探索，为减缓半夏毒性，采取多种炮制之法，如清半夏、法半夏、姜半夏等，经炮制后，麻舌感减了，功效也减了！古人也有众多使用生半夏的医案，采用生半夏久煎，效果非常好！半夏块茎中含有大量的防御病原微生物和地下昆虫伤害的针晶，一旦摄入人、畜口腔，刺激强烈！所谓的毒乃刺激口腔黏膜之物，此为物理刺激，认为毒性之物，那是千古之误！半夏经过久煎，针晶被破坏，麻舌刺激消除，所谓"毒性"全无，并能很好地保持半夏功效。我们曾吞服生半夏，并无毒副反应，但若嚼碎，针晶溢出，则刺激口腔就非常难受了。半夏生用外敷治疗疮疖痈肿，也是利用其"毒"性的草酸钙针晶而起的效果。

214. 虎掌

味苦，温。主心痛寒热结气，积聚伏梁，伤筋痿拘缓。利水道。
生山谷。

【点评】神农在半夏属中选择了两种本草，"半夏"与"虎掌"。
虎掌，块茎呈扁球形，大者径达二三寸，四周再生数枚小块茎，
形似虎之掌，故名。唐代又增"天南星"，为天南星属植物。功
效与虎掌相似，后人往往两者相混，并名称"天南星"，药材取
用"虎掌"。即本草见不到"虎掌"之名，但名为"天南星"的本草
却来源于虎掌。张冠李戴现象一直延至今日。

神农选虎掌为药，分布广泛，资源丰富，繁殖方便，栽培容
易，功效确切，成为一种常用的本草。天南星，依赖山野所生，
资源不稳定，药材极少，竟占虎掌为己用，本草历史上这种混乱
应及时纠正，使名副其实。

215. 水萍

味辛，寒。主暴热身痒。下水气，胜酒，长须发，止消渴。久服
轻身。一名水华。生池泽。

【点评】水萍，来源于浮萍科植物紫萍或浮萍。水中之萍，浮
于水面，根不着泥，随风飘荡，主暴热身痒而下水气。现称"浮
萍"，来源紫萍与青萍，两者之叶背一紫一绿，同等入药，有谓
紫者优于青者也。

216. 干姜

味辛，温。主胸满，咳逆上气。温中，止血，出汗，逐风湿痹，

肠澼下利。生者尤良。久服去臭气，通神明。_{生山谷。}

【点评】干姜，来源于姜科植物姜的根状茎。姜，正体为"薑"。"畺"，同"疆"，界也。本草之名，加草字头即成"薑"，乃御湿邪之疾患也。姜所主皆湿邪所致疾患也。干姜，是加工后之药材，而鲜姜疗效优于干姜，神农曰"生者尤良"。

217. 木蘭

味苦，寒。主身大热在皮肤中。去面热赤疱，酒皶，恶风癫疾，阴下痒湿，明耳目。_{一名林蘭。生川谷。}

【点评】神农之"木蘭"，"一名林蘭"，"木"与"林"指生态环境，"蘭"为本草归属。石斛北方石上为"石斛"，南方树上称"木蘭"，石斛与木蘭均是生长在林中之蘭，所以两者均有"一名林蘭"之称。

亚热带南部的兰科石斛属植物，包括金钗石斛、马鞭石斛、黄草石斛、美花石斛等。它们以木为基质，为木蘭，味苦。苦寒之品，以清热为主，"主身大热在皮肤中。去面热赤疱酒皶"等，因生树皮上，治"恶风癫疾，阴下痒湿"，又属其功能也。

218. 水蛭

味咸，平。逐恶血瘀血月闭，破血瘕积聚无子，利水道。_{生池泽。}

【点评】水蛭，源于医蛭科动物蚂蟥、水蛭等虫体。水蛭，俗称蚂蟥。生于水中，附至体表，吮吸血液，名"水蛭"。

神农从环节动物中选取两种，生于土中者蚯蚓和生于水中者水蛭。水蛭体扁平，由相似体节组成，以吸血为生，全体入药，逐恶血，利水道是其功也。

219. 牡蛎

味咸，平。主伤寒寒热，温疟洒洒，惊恚怒气。除拘缓，鼠瘘，女子带下赤白。久服强骨节，杀邪鬼，延年。一名蛎蛤。生池泽。

【点评】牡蛎，来源于牡蛎科动物近江牡蛎、长牡蛎等贝壳。牡蛎为常用本草，资源丰富，疗效可靠。牡蛎附着于海滨岩石而生，累累堆积如丘，丘陵为牡，溪谷为牝，此"牡"之义也；"厉"，高也，海生之"虫"，累而高之，称"蛎"，合而呼为"牡蛎"也。牡蛎属蚌类，两壳相合，"一名蛎蛤"也。

牡蛎集生于海岸线一带浅海岩石表面，与生活在深海贝子之治下血、五癃、利水道不同，而有主伤寒寒热，温疟洒洒之功。

220. 䗪虫

味咸，寒。主心腹寒热洗洗，血积癥瘕。破坚，下血闭。生子尤良。一名地鳖。生川泽。

【点评】䗪虫，䗪，音"哲"，来源于鳖蠊科动物地鳖或冀地鳖雌虫全体。神农选择药性平和破坚去积之䗪虫，习称"土鳖虫"。"庶"，音"树"，屋下众也，平民百姓也。䗪虫生活于潮湿地，多在墙脚、灶房土灰中成群生长；至下成群之虫，称为"䗪虫"也。体扁圆而似鳖，一名地鳖。此虫为药性平和之破血接骨常用本草。生子尤良，生子者雌虫也，神农已指明以雌性入药。

221. 桑螵蛸

味咸，平。主伤中，疝瘕，阴痿。益精生子，女子血闭腰痛，通五淋，利小便水道。一名蚀肬。生桑枝上，采蒸之。

【点评】桑螵蛸，为螳螂卵鞘，质轻，李时珍曰："其状轻飘如缥也。"附着树木枝条上，习以生桑枝为佳，称为"桑螵蛸"也。"蚀"，侵蚀也，"肬"，肥貌。螳螂之卵鞘胶着于树枝之上而"一名蚀肬"也。

动物之卵，神农选了两味，桑螵蛸与蜂子，两者均可治伤中。蜂子味甘，可久服而列入上品；桑螵蛸味咸，则以通利为主，治女子血闭腰痛，通五淋，利小便水道。"采蒸之"，杀死虫卵，防自己孵出幼虫也。

222. 樗鸡

味苦，平。主心腹邪气，阴痿。益精强志，生子，好色，补中轻身。生川谷。

【点评】樗鸡，来源于蜡蝉科动物，喜群生于臭椿树上，臭椿名"樗"。虫栖樗树，李时珍曰："其鸣以时，故得鸡名"，合成"樗鸡"。樗鸡，其嗅重，但味苦。嗅重则主心腹邪气。群集而居，繁殖力强，神农用治阴痿，益精强志，生子也。

223. 白僵蚕

味咸，平。主小儿惊痫，夜啼。去三虫，灭黑䵟，令人面色好，男子阴疡病。生平泽。

【点评】白僵蚕为饲养家蚕感染真菌僵死之虫体，此乃蚕农废物，利用而成良药。白僵蚕源于蚕蛾科动物家蚕蛾幼虫染菌而死，强硬不腐，虫体被有白粉而名"白僵蚕"。冬虫夏草也是感染真菌而虫体与真菌合成之物，从营养成分的蛋白质、氨基酸比较，应相似也。神农选药只选最方便易得而确有疗效之品，珍稀难获之品非神农所思也。白僵蚕止惊，灭黑䵟是其特色也。

224. 蜚虻

味苦，微寒。逐瘀血，破下血积坚痞癥瘕寒热，通利血脉及九窍。生川谷。

【点评】蜚虻，今称虻虫，源于虻科昆虫华虻、双斑黄虻等雌性虫体。"蜚"，飞也，《中华本草》曰："虻之言芒也，谓其头部有刺可叮食牲畜血……虻虫能飞，故名蜚虻"。由于吸血之性，功主逐瘀血，而破下血积坚痞癥瘕寒热，通利血脉及九窍也。

225. 萤火

味辛，微温。明目，小儿火疮伤热气，蛊毒，鬼疰，通神精。一名夜光。生池泽。

【点评】萤火，正体字为"螢"，即虫与火相关，可发光之虫，夜晚闪烁光亮，"一名夜光"。昆虫类本草多整体药用，萤火来源于萤科动物萤火虫全虫。神农所述功效，明目，解毒。

226. 蜜蜡

味甘，微温。主下利脓血。补中，续绝伤，金创，益气，不饥耐

老。_{生山谷。}

【点评】蜡生蜜中，而称蜜蜡，是蜜蜂分泌之物。将取去蜂蜜的蜂巢，入水锅中加热融化，除去上层泡沫杂质，趁热过滤，放冷，蜂蜡即凝结成块。

蜜蜡有补中，益气，耐老，但不适合久服，非上品之本草，主下利脓血。

227. 鲤鱼胆

味苦，寒。主目热赤痛，青盲。明目。久服强悍益志气。_{生池泽。}

【点评】鲤鱼胆，源于鱼类鲤科鲤鱼的胆囊。鱼在水中，水的环境一致，因此鱼的功能也接近，种类虽然很多，神农只选两种。鲤鱼用胆，以明目为功；蠡鱼底栖，选其利湿去水。李时珍释名："鲤鳞有十字文理，故名鲤"。

228. 蠡鱼

味甘，寒。主湿痹，面目浮肿。下大水。_{一名鲖鱼。生池泽。}

【点评】鱼类甚多，神农只选有特色底栖蠡鱼全体以去湿，下水；取鲤鱼胆以明目也。蠡鱼，来源乌鳢，俗称"黑鱼"，其体圆呈棒状。"蠡"有瓠瓢之义，瓠之形也是体圆棒状，以形命之，"蠡鱼"也；"同"，相同也，圆棒状体形前后粗细相同，而"一名鲖鱼"也。

蠡鱼为底栖鱼类，并具辅助呼吸器官，耐缺氧，可较长时间生活在无水环境中。跳跃力强，常于塘内跳出水面而进入相邻塘内。能潜伏在泥土中越冬。它与其他鱼类的不同特性，而具去湿逐水之能。

229. 鳖甲

味咸，平。主心腹癥瘕坚积寒热。去痞，息肉，阴蚀，痔，恶肉。_{生池泽。}

【点评】鳖甲源于鳖科动物中华鳖的背甲。神农从爬行动物中选择三甲：龟甲、鳖甲、鲍鱼甲，它们均是以水为生，兼短暂行于陆上；暖季活动，冷季蛰伏洞中。全身披甲，皆具破癥瘕坚积之功。龟甲列于上经，久服轻身不饥；鳖甲、鲍鱼甲归于中、下经，以主心腹癥瘕坚积寒热也。李时珍曰："鳖行蹩躄（笨拙之态），故谓之鳖。"又曰："与龟同类，四缘有肉裙。故曰：龟，甲里肉；鳖，肉里甲"。

230. 石龙子

味咸，寒。主五癃邪结气。破石淋下血，利小便水道。_{一名蜥蜴。生川谷。}

【点评】石龙子，源于石龙子科动物石龙子、蓝尾石龙子除去内脏的全体。一名蜥蜴，形似龙而小，栖息石山，名之"石龙子"。石龙子与众不同者有断尾求生之能力，"一名蜥蜴"，析，原义破木，即分割，分开也；易有替代也，两字相合，再加"虫"旁则成"蜥蜴"，断尾求生本能之体现也。功主下，主五癃而通利水道。

231. 丹雄鸡 _{头、肪、肠、肶胵里黄皮、屎白、黑雌鸡、翮羽、鸡子、鸡白蠹}

味甘，微温。主女人崩中漏下，赤白沃。补虚，温中，止血，通神，杀毒，辟不祥。生平泽。

头 杀鬼。东门上者尤良。

肪 主耳聋。

肠 主遗溺。

肶胵里黄皮 主泄利。

屎白 主消渴，伤寒寒热。

黑雌鸡 主风寒湿痹，五缓六急。安胎。

翮羽 下血闭。

鸡子 除热，火疮，痫痉。

鸡白蠹 肥脂。

【点评】丹雄鸡源于雉科动物家鸡。"鷄"（"鸡"之正体字），"奚"上为手，中为索，下为人也，上下联之，手持索以拘罪人。"奚"之本义是"奴"也。在动物中，被人饲养者，鸡、猪常见也。"鸡"乃"为奴"之鸟，人饲以食。或称"佳奴"，能司晨，又是佳肴，故有"雞"（"鷄"的异体）字。雄鸡有红冠，称为丹雄鸡。

神农选用最常见的饲养家禽之"鸡"药用，最为方便，附药之多，全经之冠，由此知神农选药以方便、安全、有效并充分利用资源为旨也。

"鸡子"后原有"可作虎魄神物"，此为后世掺入之语，不合神农文体和内容，删之。

232. 伏翼

味咸，平。主目瞑。明目，夜视有精光。久服令人熹乐媚好无忧。_{一名蝙蝠。生川谷。}

【点评】伏翼，源于蝙蝠科动物蝙蝠的全体，群栖洞穴、老屋，以后足爪钩住岩穴或老房顶部而倒悬休息。扁，匾额也，言其倒挂之处所，畐，满也，言其群栖而多也，合之成"蝙蝠"。翼，遮蔽也，"伏翼"乃伏匿不见之义。伏翼昼伏夜出，夜间飞行取食利用夜晚活动之昆虫。神农取为主目瞑，明目之用。

233. 牡狗阴茎 胆

味咸，平。主伤中，阴痿不起。令强热大，生子，除女子带下十二疾。一名狗精。

胆 明目。

【点评】调节人体生殖功能，采用脊椎动物之相似器官，古人即有此法。此为雄狗之生殖器官，神农选此调整人之生殖功能。除此之外，神农还选用马的雄性生殖器官，调节人体生殖功能，并有强志益气，长肌肉之功。

动物药中，神农选用"阴茎"和"卵"以主伤中，桑螵蛸、蜂子是卵，牡狗阴茎、白马茎是阴茎。"豚卵"条之"卵"，乃是特指也。

234. 白马茎 眼、悬蹄

味咸，平。主伤中脉绝，阴不起。强志益气，长肌肉，肥健生子。生平泽。

眼 主惊痫，腹满，疟疾。当杀用之。

悬蹄 主惊邪，瘛疭，乳难。辟恶气鬼毒，蛊疰不祥。

【点评】白马茎指雄马生殖器官，神农用以调节人体生殖功能；马身体健壮，善奔跑，兼有强志益气，长肌肉之功。除白马茎外，牡狗阴茎也有类似之功，"主伤中""阴（痿）不起"。

235. 豚卵　悬蹄

味甘，温。主惊痫，癫疾，鬼疰，蛊毒。除寒热贲豚，五癃邪气，挛缩。—名豚颠。

悬蹄　主五痔，伏热在肠，肠痈内蚀。

【**点评**】豚卵之"卵"字，既非雌性动物之生殖器官，又非雄性动物之"睾丸"。"豚"即猪也，"豚卵"非雄猪之睾丸，因饲养之雄猪幼时多被阉割，收集睾丸并非易事。卵字的篆字写作"卯"，与现今之"卵"似乎无关。神农附以"豚颠"之名，颇有颠倒最下之义，也有本、始之义，由此理解，猪阴茎与之相合。猪阴茎与狗、马阴茎功能有别，因被阉，不具备雄性之功，仅能濡养经脉，主惊痫癫疾，挛缩等疾。这与《任之堂中药讲记》中余浩认为猪鞭（阴茎）营养经络，强壮身体一致也。

236. 鹿茸　角

味甘，温。主漏下恶血，寒热惊痫。益气强志，生齿不老。

角　主恶疮痈肿。逐邪恶气，留血在阴中。

【**点评**】鹿茸源于雄性梅花鹿和马鹿密生茸毛未骨化之幼角。雄鹿之角生长迅速，嫩时为茸，骨化称角，每年更替，并不持久。牛科犀角、羖羊角、羚羊角亦多为雄性之特有，并终生携带，不再更换。所以鹿茸虽能益气，但非上经之品，而犀角、羖羊角、羚羊角均为养命久服之上经本草。

成年雄鹿每年四至八月生茸（嫩角），表面密被茸毛，九月停止生长，茸皮脱落，骨化。骨化之角用于配种期雄鹿殴斗之器及冬季雪下寻食工具，次年春季自行凋落再生新茸，这是鹿之特殊习性。诸角或咸或苦，唯鹿茸味甘，鹿茸、鹿角及由角熬制之白胶，是神农从鹿角不同生长阶段、不同加工方法获取之治病良药。

237. 麋脂

味辛，温。主痈肿，恶疮，死肌，寒风湿痹，四肢拘缓不收，风头肿气。通腠理。一名官脂。生山谷。

【点评】麋脂源于鹿科动物麋鹿之脂肪。麋生于亚热带，喜泽而属阴，雄者有角似鹿，为中国特有种。历史上种群繁茂，到了清代已无野生，现已建立了麋鹿保护区。雄麋与雄鹿不同，每年两次换角，夏角六七月生长，十一至十二月脱落，再生冬角，翌年三月后脱落。神农优选之本草中，已有鹿茸及鹿角熬制之白胶，故麋不选其茸及角，而选其脂药用，祛风寒、通血脉、润肤解毒。

238. 麝香

味辛，温。辟恶气，杀鬼精物，温疟蛊毒，痫痓，去三虫。久服除邪，不梦寤魇寐。生川谷。

【点评】麝香源于鹿科动物原麝、林麝和马麝成熟雄体香囊分泌物。神农选择动物类本草，很注意性别与特色。麝香乃成年雄性之麝腹下香囊分泌之物，特称"麝香"。此习性十分罕见，也极具特色，神农选以开窍醒神，活血散瘀，良药也。由于人类过分捕猎，麝的资源已濒临灭绝，人工养麝仍在积累经验阶段。

239. 牛黄 _胆

味苦，平。主惊痫寒热，热盛狂痓。除邪逐鬼。_{生平泽。}

胆　治惊寒热。可丸药。

【点评】牛黄源于牛科动物黄牛或水牛胆囊、胆管、肝管中的结石。牛之结石，乃病理产物。由病理之废物，成为本草之良药，神农之贡献也。神农只选择了牛黄，其他动物体内也有结石或草结（胃内），却未被选用，因牛乃饲养之大型家畜，取牛黄作药颇为方便，而小型家畜（如狗、猫）及野生动物（猴），虽也偶尔被发现结石，但资源有限，取之不易。神农不仅善于充分利用自然资源，并充分考虑资源丰度和收集难易，智慧之举也！牛黄集清心凉肝，豁痰开窍，清热解毒于一体，无可替代之药也。

240. 发髲

味苦，温。主五癃，关格不通。利小便水道，疗小儿痫，大人痓。仍自还神化。

【点评】神农从人体中只选发髲，乃血之余也，称"仍自还神化"，具有疏通人体之功也。李时珍曰："发髲，乃剪髢下发也；乱发，乃梳栉下发也。"发髲是人的头发，今用头发煅炭用，称血余炭。

从神农记载之功，与现代应用之功，已发生变化。疏通人体之功应重新发掘。

卷四　下经

241. 凝水石

味辛，寒。主身热，腹中积聚邪气，皮中如火烧，烦满。水饮之。久服不饥。一名白水石。生山谷。

【点评】凝水石，后称寒水石，功主身热，与石膏之类功相近也。凝水石也为硫酸钙类矿物红石膏（北寒水石），但南寒水石为碳酸盐类方解石。李时珍曰："拆片投水中，与水同色，其水凝动，又可夏月研末，煮汤入瓶，倒悬井底，即成凌水，故有凝水、白水……诸名。"

凝水石来源，李时珍认为是"盐精"；张觉人《丹药本草》认为是产于盐矿内，白色、无色板状结晶，光泽呈玻璃状，有潮解性，能溶于水的硫酸镁、硫酸钾复盐。

242. 殷孽

味辛，温。主烂伤瘀血，泄利寒热，鼠瘘癥瘕结气。一名姜石。生山谷。

【点评】殷孽、孔公孽、石钟乳，三体同源。石钟乳是"乳"，孔公孽是下垂有孔之柱状石，殷孽是姜状地面之石。殷，大也，孽，由地下累积而起的钟乳石也，此为溶洞滴下之汁，在地面凝结而成，"一名姜石"，云其为形态不规则之石也。此处之"石"为其态（固态），"姜"为其形，而石钟乳之"石"与钟合为其形，"乳"为其态（液态），虽均有石，态则截然不同。

殷孽之功，与石钟乳无相似之处，而与孔公孽相似增多。三者比较，可发现同类来源，但态之不同，位置有别，味变功亦异也。

历代本草未辨石钟乳、孔公孽、殷孽三者关系，例方互混。

243. 石灰

味辛，温。主疽疡疥瘙，热气恶疮，癞疾死肌堕眉。杀痔虫，去黑子息肉。一名恶灰。生山谷。

【点评】石灰乃石灰岩煅烧而成，名之"石灰"。粉刷墙名垩，石灰用于刷墙，"一名恶灰"，或称垩灰。经风化制成的石灰作为药用，腐蚀性强，局部外用，不入汤剂。从古墙根下挖出的石灰块，称"陈石灰"，民间有使用习惯。

244. 白垩

味苦，温。主女子寒热癥瘕，月闭积聚。生山谷。

【点评】白垩，来源于铝化合物类矿物黏土岩高岭土或膨润土。垩，白涂也。白色可粉刷墙壁之上。功破积聚癥瘕，主女子寒热癥瘕，月闭积聚。

245. 铁落 铁、铁精

味辛，平。主风热恶疮，疡疽疮痂，疥气在皮肤中。生平泽。

铁　坚肌，耐痛。

铁精　明目。化铜。

【点评】将铁类本草三种并为一条，以有味和气的铁落为主，不具备味和气的铁与铁精为附药。生铁烧赤锻打，落下之屑为铁落，主含四氧化三铁。铁精，出煅灶中，如尘，紫色，轻者为佳，主要成分为氧化铁。三者功有区别，铁主坚肌，耐痛；铁精仅明目；而铁落主风热及矫气在人体之浅层而出现的恶疮，疡疽、疮痂及矫气。

246. 禹余粮

味甘，寒。主咳逆寒热烦满，下赤白，血闭癥瘕，大热①。生池泽及山岛中。

【点评】禹余粮来源于氢氧化物类矿物褐铁矿。禹余粮与太一余粮，后世多并为一条，不再分辨。因功效相似也。"禹余粮"之名，当与大禹有关系，但神农在大禹之前，怎能命此药名？其实后世在太一余粮发现药材中心粉末有黄色与紫色，前者名为禹余粮，后者为太一余粮。

后代又出现石中黄子（有疑"子"当为"水"），与以上相似，只是其中间黄色。三者本为一物，均是褐铁矿的块状集合体。

247. 肤青

味辛，平。主蛊毒及蛇菜肉诸毒，恶疮。生川谷。

---

① 大热：此句后原有"炼饵服之，不饥轻身延年"，为古代炼丹者之语误入，故删。

【点评】肤青，陶弘景时期已无使用和认识此本草者。李时珍《本草纲目》白青条后附有绿肤青，引《别录》文，与本条同。肤青后人多避而不谈。

从肤青功效观之，乃解毒之品，与其他四青功不同也。《名医别录》载有绿青，为孔雀石族矿物孔雀石，有催吐祛痰，镇惊，敛疮之功，与肤青之功近之。

248. 礜石

味辛，大热。主寒热鼠瘘，蚀疮死肌，风痹，腹中坚，邪气。除热。一名青分石，一名立制石，一名固羊石。生山谷。

【点评】有毒的砷类化合物治疮杀虫之功却"胜五兵"，神农从中选出三种，礜石，"礜"，音"玉"，毒性最大，作外用，主成分为砷硫化铁；雄黄毒性较小，主要成分为二硫化二砷，水飞去除混杂的三氧化二砷以保安全；雌黄主要成分是三硫化二砷。砷的硫化物是神农选择对象，而氧化物神农不选。五代时《日华子本草》则启用砒石和砒霜，主要成分为三氧化二砷，砷之氧化物乃剧毒之品，后来则屡为投毒杀人之凶物，治病之物变成杀人之品，岂不哀哉！

249. 水银

味辛，寒。主疥瘘，痂疡，白秃。杀皮肤中虫虱，堕胎，除热①。生平土。

---

①　除热：此句后原有"杀金、银、铜、锡毒；熔化还复为丹，久服神仙不死"，显为道士炼丹之语误入，故删。

【点评】水银常温下为质重的液态，银白色，故称水银。属于自然元素类汞矿。

汞类本草神农选择二种，一为水银，主疥瘘、痂疡、白秃，杀皮肤中虫虱等，外用为主；另一种是丹沙，汞的硫化物。汞类硫化物毒性偏小，而氧化物毒性剧烈。后人不知，在汞类中又增加了很多含汞的氧化物与氯化物，如汞的氧化物红升丹、三仙丹，汞的氯化物白降丹、轻粉、粉霜等，它们均属剧毒品，使用时要特别慎重！以致后人多因此类障碍，对本草经典产生疑惑，不愿阅之。篡改经典者，害己害人也。

250. 铅丹

味辛，微寒。主吐逆胃反，惊痫癫疾。除热，下气①。生平泽。

【点评】铅丹，为纯铅加工制成的四氧化三铅。本品为橙红色粉末，一般不内服，有毒之物，且有蓄积作用，严格掌握用量，避免长时间使用，以防中毒。

251. 粉锡

味辛，寒。主伏尸，毒螫。杀三虫。一名解锡。生山谷。

【点评】粉锡，源于碱式碳酸铅，现名铅粉，《本草图经》称"铅灰"。粉言其形，锡言其源，古人锡铅同称，故有粉锡之名。解锡乃解化铅锡之义。

---

① 下气：此句后原有"炼化还成九光，久服通神明"，乃炼丹士之语混入，故删。

252. 锡镜鼻

主女子血闭，癥瘕伏肠，绝孕。生山谷。

【点评】锡镜鼻，为金属锡也。李时珍曰："锡出云南、衡州……银色而铅质，五金之中独锡易制。"主女子血闭，癥瘕伏肠，绝孕。有逐瘀之功。

253. 冬灰

味辛，微温。主黑子。去疣，息肉，疽蚀，疥瘙。一名藜灰。生川泽。

【点评】冬，四时尽也；藜，众多也。冬天草木枯黄，众多杂草焚烧之灰，"冬灰"也。"一名藜灰"，并非单一"藜"之灰也。文献中少有例方，从所主之疾病："主黑子。去疣，息肉，疽蚀，疥瘙。"应为外用之药。

254. 桑耳 五木耳

味甘，寒。黑者，主女子漏下赤白汁，血病癥瘕积聚，阴痛，阴阳寒热无子。

五木耳 名檽，益气不饥，轻身强志。

【点评】桑耳，五木耳，原附于桑根白皮之下。此类虽生桑上，但为真菌，来源不同，功效大异，本书特从桑根白皮条中析出，独成一条。分出后使人明白，神农几千年前已选木耳，并且还将木耳分为桑耳、五木耳(桑、槐、构、榆、柳)，说明生长之树与木耳之药效及安全有关。

255. 狗脊

味苦，平。主腰背强，关机缓急，周痹寒湿膝痛。颇利老人。一名百枝。生川谷。

【点评】神农命名本草借用人们常见之飞禽走兽，如羊蹄、牛膝、狗脊、猪苓、乌头、白头翁、鸢尾、虎掌，它们均不是动物的某一器官或部位，而是植物，这些植物或形，或功而获取如此有特色之名称，并被传承下来。

狗脊是大型蕨类植物，来源于蚌壳蕨科植物金毛狗脊，生长在中、南亚热带山谷潮湿之处，根状茎密被黄色毛茸，形如卧犬，"主腰背强，关机缓急"，还能治"周痹寒湿膝痛。颇利老人"。该药经神农选用，一直被当作常用本草应用不衰。

256. 石长生

味咸，微寒。主寒热恶疮大热。辟鬼气不祥。一名丹草。生山谷。

【点评】神农之"石长生"，后人不知何物。经考证得知，该药乃蕨类凤尾蕨科植物凤尾草，它生长在潮湿阴暗的岩缝、墙垣、井壁之中，四季常青，"石长生"之名成也。味咸，微寒，"主寒热恶疮大热"当是其主功也。

257. 贯众

味苦，微寒。主腹中邪热气，诸毒。杀三虫。一名贯节，一名贯渠，一名百头，一名虎卷，一名扁苻。生山谷。

【点评】在蕨类植物中，有一类形态奇特者，叶丛生，冬天枯萎时却留下肉质叶柄基部附着在细长根状茎上，互相紧密排列，每年增加，而成"贯众"。符合此形态的有八科 50 多种植物，如鳞毛蕨科贯众，东北贯众，紫萁科紫萁，乌毛蕨科狗脊蕨、苏铁蕨，球子蕨科荚果蕨，蹄盖蕨科峨眉蕨等，历史上，它们在不同地区均作"贯众"药用。

不同科多种植物可作同种本草使用之因为何？它们形态相似，生长环境一致，林下阴湿环境是其共同点，共同生态、相近分类（蕨类植物），而产生相似的形态和功效。本草有同类、同态（生态）、同形、同功、同效之特点，贯众是一例也。

258. 石蚕　　肉

味咸，寒。主五癃。破石淋，堕胎。一名沙虱。生池泽。

肉　解结气，利水道，除热。

【点评】石蚕，多被认为是动物，但无对应物。宋向文等考证，认为是蕨类植物"水龙骨"，其根状茎附石而生，绿白色而似石上之蚕形，民间亦称为石蚕，药材市场石蚕也是此种，功效对比，也颇相似。但无法解释"肉"之功能。备此一说，以供参考。

259. 淮木

味苦，平。主久咳上气，伤中虚羸，女子阴蚀，漏下赤白沃。一名百岁城中木。生山谷。

【点评】淮木，源于裸子植物银杏科植物银杏。银杏是最古老的裸子植物之一，地史上曾分布世界各地，后来只在中国存留下来。神农之淮木，从名称、分布比较，均应是银杏；功"主久咳上气，伤中虚羸，女子阴蚀，漏下赤白沃"，也与银杏相吻。种子药用，有一定毒性，量不可大，现代多以叶药用，有活血养心，敛肺涩肠之功。

260. 柳华　<small>叶、实、子</small>

味苦，寒。主风水，黄疸，面热黑。<small>一名柳絮。生川泽。</small>

叶　主马疥痂疮。

实　主溃痈。逐脓血。

子　汁，疗渴。

【点评】柳华源于杨柳科植物垂柳的花序。柳花先叶而放，禀春生发之气而生而长，最具生发之功。神农选其"主风水"，治"黄疸面热黑"。乃利用植物之特性调整人体也。"一名柳絮"，乃柳树带毛的种子，随风飘散如絮状。

261. 萹蓄

味辛，平。主浸淫，疗疮，疥痔。杀三虫。<small>一名萹竹。生山谷。</small>

【点评】萹蓄来源于蓼科，伴人植物，喜光、喜湿、喜肥。生于村庄附近阳光充足处，铺地而生，茎枝四向扩散展开，耐践踏。"萹"是其形态，"蓄"乃形容其生长茂盛。环境低湿肥沃，植物具备杀虫之功，能治浸淫疥疮，疥痔，杀三虫。后人增利水通淋之功，成为萹蓄主要功效，也与生境相关。

262. 蜀羊泉

味苦，微寒。主头秃恶疮热气，疗瘑痂癣虫。疗龋齿。生川谷。

【点评】蜀羊泉源于蓼科植物土大黄的根。蜀，地名；羊，饲养之家畜；泉，山泉。三字相合，指可疗蜀羊之疾的本草生境。蜀羊生病，泉水之处生有治病之药。在四川等地，与羊蹄同属植物土大黄，植株高大，生于水湿之处，是治皮肤病之良药，从蜀羊泉之名及其功能，再参以羊蹄之功，当是四川主产之蓼科植物土大黄也。

263. 羊蹄

味苦，寒。主头秃疥瘙。除热，女子阴蚀。一名东方宿，一名连虫陆，一名鬼目。生川泽。

【点评】"羊蹄"，非动物也，源于蓼科酸模属植物羊蹄之根。文献中，无人知晓本草使用"羊蹄"之因。一位朋友，从新疆归来，告之，羊是新疆牧民之命根子，最害怕"羊蹄疫"，羊患此疾对牧民乃灭顶之灾。牧民用羊蹄全草置于羊圈外池中浸泡，羊出入趟过此水，就能有效防治羊蹄疫，故称此草为"羊蹄"。此名来于功效而非其形态也。

羊蹄不仅喜水，而且不避污水。污秽水域生长尤旺，知其抗病虫能力明显。神农选它"主头秃疥瘙，除热，女子阴蚀"。羊类牲畜，足与地面直接接触，最易感染病虫侵扰，有"羊蹄"护卫而保无恙也。

264. 商陆

味辛，平。主水胀，疝瘕，痹。熨除痈肿，杀鬼精物。一名葛根，一名夜呼。生川谷。

【点评】商陆名称中之"商"，是指"商星"，商星乃天上二十八星宿之一。在二十八星宿中，商星与参星一居东，一居西，互相从无机会见面。神农用两星之名命名本草"参类"与"商陆"，具有特殊意义。商陆主水胀，疝瘕，痹，祛邪之功也；而参类则有滋补之力，两类功效相反之药不能出现在同一配方中，因而"商""参"运用到中药名称上意义深刻，正所谓"参商不见面"也。"陆"有高之义，商陆之名，云其功与参类相反，而植株高大也。

商陆，源于商陆科植物商陆的根，生于山区，花序粗壮直立。近50年来，北美垂序商陆被好事者误作"高丽参"引种，它适应能力强，种子通过鸟类传播扩散迅速，现已遍布全国，并成为"商陆"药材的主要来源。建议使用时注意辨别，植物"商陆"资源充足时，避免使用"垂序商陆"。

265. 青葙 子

味苦，微寒。主邪气皮肤中热，风瘙身痒。杀三虫。一名草蒿，一名萋蒿。生平谷。

子 名草决明，疗唇口青。

【点评】青葙源于苋科植物青葙，神农用全草，功"主邪气皮肤中热，风瘙身痒。杀三虫。"青葙幼苗是野生蔬菜，柔滑可口，佳肴也。后世习用种子，而称"青葙子"，功近神农之"苋实"。

青葙苗壮直立，叶交互生长而青绿，茎似蒿草高大，叶光滑而嫩，所以"一名草蒿，一名菣蒿"也。

266. 莽草

味辛，温。主风头，痈肿，乳肿，疝瘕。除结气疥瘙，杀虫鱼。生山谷。

【点评】莽草来自八角科植物狭叶茴香之叶，虽是木本，但矮小，枝叶茂密。药用其叶，名之"莽草"。辛香而温。毒性较强，后世虽用于治病，但均避免内服，全为外敷、洗浴、含漱之法。为保证安全，应注意用药方法。莽草之果毒性大于茎、叶，外用选用茎、叶，既方便，又安全也。

267. 牛扁

味苦，微寒。主身皮疮热气，可作浴汤。杀牛虱小虫，又疗牛病。生川谷。

【点评】牛扁能治牛病，杀牛虱小虫，牛虱即扁又小，"扁"字既有扁之形，也有小之义，以其功而命名"牛扁"。
　　牛扁与乌头、附子、天雄均为毛茛科乌头属植物，但牛扁是直根，其他三种均是块根，两类根的功效明显不同。直根类的牛扁治皮肤疮癣，用于人畜，仅作外用。

268. 乌头　汁

味辛，温。主中风，恶风洗洗出汗。除寒湿痹，咳逆上气，破积聚寒热。一名奚毒，一名即子，一名乌喙。生山谷。

汁　煎之名射罔，杀禽兽。

【点评】大毒的毛茛科乌头属植物，竟在几千年前被神农驾驭，并驯服成解除人类疾苦的猛将精兵，真乃人类之大智慧也！乌头春萌时采集母根为"乌头"，秋采成熟的子根为"附子"，同一植物，不同采收季节形成功效有别的良药，这又是智慧之举也。

乌头的地下块根黑色似乌鸦之头，其末尖而又似乌鸦之喙，因而有乌头、乌喙之名。乌头栽培后分为川乌与草乌。川乌是四川生产附子之母根，乃枯槁之物；草乌则为野生之品。神农时代仅用野生，并无"川乌""草乌"之分。

269. 附子

味辛，温。主风寒咳逆邪气。温中，金创，破癥坚积聚血瘕，寒湿踒躄，拘挛膝痛不能行步。生山谷。

【点评】附子，来源于毛茛科乌头属植物乌头，"附子"为乌头准备越冬之子根，贮备充足，作用力宏。现代应用之附子，多是栽培所得。人工栽培后，为提高产量，改变了生态和物候。附子为乌头子根，在自然环境中，秋末才能贮足过冬御寒之物；栽培品夏采之"附子"缺乏这类御寒"温中"之物，又何以"主风寒"，治"寒湿"？由生产形成药性变异之附子，医生并不明白，只知量少无效，不断盲目加量以治病。此责在生产者，根本则为管理之责。生产本草与农业有别，应符合本草自身产生药性物质之环境，才能使本草功效不减而获有效之良药也。

270. 天雄

味辛，温。主大风，寒湿痹，历节痛，拘挛缓急。破积聚邪气，金创，强筋骨，轻身健行。一名白幕。生山谷。

【点评】天雄来自何物？李时珍曰："天雄乃种附子而生出或变出，其形长而不生子，故曰天雄"。神农时期，未种附子，天雄又从哪来？若靠变出形长之子，药源无保障，又如何能持续应用？

天雄，"一名白幕"，"天"，言生长环境之高，"雄"言其功；"白幕"指生长环境为白雪皑皑的高山。青藏高原上有一类乌头，其块根修长，生长海拔高，民间称为"铁棒锤"或"雪上一支蒿"，此乃真天雄也！它们生长于三四千米的高寒山区，抗风寒湿的能力更强，"主大风，寒湿痹，历节痛，拘挛缓急"，还能"破积聚邪气，金创，强筋骨"。天雄毒性颇大，来自毛茛科乌头属植物，使用安全不能忽视，切记！

271. 王孙

味苦，平。主五藏邪气，寒湿痹，四肢疼酸，膝冷痛。生川谷。

【点评】神农之后，"王孙"失传，各种猜测难以确立。经过对本草考察，联系常用本草，理解"王"者华贵之象，"孙"，人丁兴旺，植物中，三白草可以与"王孙"匹配。该草生于池泽之畔，株型高大，叶片大而光亮，至花期，上部叶片变白而华丽；地下有似藕之根状茎，繁殖迅速，生长成群，"子孙"兴旺也，此乃植物之"王孙"也。清代吴其濬《植物名实图考》记载："王孙，今江西谓之百节藕（即三白草），以治虚劳，俚医犹有呼其王孙者。"这是第一位经民间发掘出"王孙"者，神农之功臣也。

王孙即三白草，来自三白草科植物三白草，生于水畔而具利水除湿，清热解毒之功。"主五藏邪气，寒湿痹，四肢酸痛，膝冷痛"顺理成章也。

272. 羊桃

味苦，寒。主熛热，身暴赤色，风水积聚，恶疡。除小儿热。一名鬼桃，一名羊肠。生川谷。

【点评】羊在山坡可食之"桃"是猕猴桃科猕猴桃也。神农命为"羊桃"之名，直至今天，仍被山民应用。"羊"字往往又被写为"阳"，意生长于山之阳。

羊桃药用部位，后人惑其"羊桃"之名而认为是果。从记录之功效，可知神农所用为根，其味苦寒，知其非果；主熛热身暴赤色，除小儿热，与现代认识清热相合；主风水与现代认识的利尿，治水肿一致；主积聚，恶疡，与现代认识的活血、消肿治跌打损伤，疮疖，瘰疬相同。这些均是羊桃根之功效也。经对《神农本草经》全面考察，神农命名本草，是以便于识别形态为主，而不是专对药用部位而言。从以上功效比较，知神农本草之"羊桃"，药用其根也。

羊桃广泛分布于黄河以南大部分山区，资源丰富，是一味易采好用之药。

273. 鹿藿

味苦，平。主蛊毒，女子腰腹痛不乐，肠痈，瘰疬，疡气。生山谷。

【点评】"藿"，犹苗也，小豆的叶及苗也。鹿食的早春林下似豆叶之苗，"延胡索"也。延胡索，罂粟科植物，早春先他物而生，茂盛幼嫩，连片而生，正是活动在林中草食动物春天采食的好场所和好食物。功能活血散瘀，行气止痛。主治胸痹心痛，脘腹疼痛，腰痛，疝气痛，痛经，经闭，癥瘕，产后瘀滞腹痛，跌打损伤等。与鹿藿之功近似也。神农之鹿藿从名称、功效综合观之，与现代常用本草延胡索一致也。

274. 青琅玕

味辛，平。主身痒，火疮，痈伤，疥瘙，死肌。一名石珠。生平泽。

【点评】青琅玕，清热可治身痒，火疮疥瘙；解毒主痈疡；敛疮能治死肌。此与景天科的瓦松之功近之。瓦松，常见之本草，有凉血止血，清热解毒，收湿敛疮之功，用于血痢、便血，痔血，疔疮痈肿，疮口久不愈合。

瓦松生于贫瘠的山岗石上或屋瓦之上，初期形似球珠，与青琅玕之"一名石珠"相吻合。基生叶展开如莲座，后期抽茎开花，肉质细长、灰绿之茎耸立于石与屋瓦之上正是"青琅玕"之态也。瓦松，景天科植物，多汁植物，是清热治疮之良药。

275. 景天　花

味苦，平。主大热，火疮，身热烦邪恶气。一名戒火，一名慎火。生川谷。

花　主女人漏下赤白。轻身明目。

【点评】景天，景天科植物，地上茎密集、肉质而丛生，具防止火势蔓延之功，民间多喜植于土墙之上，以防火也，故有"戒火""慎火"之名。景天除热之效明显，主大热，火疮，身热烦邪恶气。神农选择景天，乃是一种易获，容易繁殖之本草，民间多有种植。后代罕见应用，更不作为常用本草，甚为可惜！现植物学者缺少中国传统文化，将几千年传承的"景天"之名改为"八宝"，割裂了传统文化，也使本草传承产生了障碍。习本草者，须将其与传统文化相联也！

276. 溲疏

味辛，寒。主身皮肤中热。除邪气，止遗溺。可作浴汤。生山谷及田野故丘墟地。

【点评】溲疏，虎耳草科植物。溲疏之名来自其功，溲乃小便，疏，"稀疏"也，而名"溲疏"，功"止遗溺"。该物后世仅在民间运用，同属多种之根、叶或果实均有清热之功，溲疏资源丰富，有特殊之功，是神农选择良药，值得再度重视也！

277. 恒山

味苦，寒。主伤寒寒热，热发温疟，鬼毒，胸中痰结，吐逆。一名互草。生川谷。

【点评】从神农选"恒山"为本草，恒山为虎耳草科常山之根，"主伤寒寒热，热发温疟，鬼毒，胸中痰结，吐逆"，均是常见之证，可见恒山是神农时代功效良好的常用之本草也。但后世，仅将恒山用于抗疟，取其中"热发温疟"一部分功效，颇失其功也。

恒山，"恒"，可写作"亘"。恒山，"一名互草"，"互"是"亘"的异体。恒山非山西北岳之恒山，因为神农时代也许并无北岳恒山之名，那里也不产虎耳草科常山，应是恒生于山野之义也。

278. 蜀漆

味辛，平。主疟及咳逆寒热，腹中癥坚痞结积聚邪气，蛊毒鬼

痉。<small>生川谷。</small>

【点评】蜀漆，古人认为是恒山之苗，两者之性、功相差甚远。恒山味苦、寒，与蜀漆味辛、平不同；蜀漆主腹中癥坚痞结积聚为恒山之不备。刘宝善曾有考证，认为早期所用为芸香科植物臭常山，此物臭味浓烈，破癥散结之功显矣。或神农之蜀漆即臭常山也。录此备考。

279. 蛇含

味苦，微寒。主惊痫寒热邪气。除热，金创疽痔，鼠瘘恶疮，头疡。<small>一名蛇衔。生山谷。</small>

【点评】蛇含，有去邪气，除热，治疮之功。来源于蔷薇科植物蛇莓。"蛇莓"，以果命名，"蛇含"以环境命名。《名医别录》不明，将原名"蛇含"者又冠以"蛇莓"之名，导致后世混乱。

蛇莓分布广，繁殖快，冬天也能耐寒而有鲜品可用。神农所用"蛇含"是现称之"蛇莓"，非"蛇含委陵菜"。

280. 牙子

味苦，寒。主邪气热气，疥瘙恶疡疮痔。去白虫。<small>一名狼牙。生川谷。</small>

【点评】神农的"牙子"，来源于蔷薇科植物"仙鹤草"，又称"龙牙草"。但神农注意到仙鹤草之休眠芽，其特色有五：萌芽早，夏秋即已形成；形尖长；颜色白；质之嫩；藏之浅，扒开浮土即可见。以形命名为"牙子"，"一名狼牙"，狼牙，亦形容其功显也。其自身之性，幼嫩浮浅之体必有较强防地下害虫伤害之能力，作用于人，则能主邪气热气而治疗瘰恶疮疥痔，去白虫也。后代改用全草，称为"仙鹤草"，转化为解毒、止血之功，牙子之功已无体现了。

但在民间，仍保留了"牙子"治疗绦虫病之经验。神农所命名牙子，一名狼牙，云其根部芽之发达也，也示采收季节要在芽生长茂盛之夏秋季采收，但神农所用的部位应该是连芽之根状茎，即仙鹤草之"根"也。

281. 桃核仁　桃花、桃凫、桃毛、桃蠹

味苦，平。主瘀血血闭，瘕瘕邪气。杀小虫。生川谷。

桃花　杀疰恶鬼。令人好颜色。

桃凫　微温，主杀百鬼精物。

桃毛　下血瘕寒热积聚，无子。

桃蠹　杀鬼邪恶不祥。

【点评】桃核仁即桃的核仁。蔷薇科果实及核仁类均有行气之功，梅实、杏核仁下气；蕤核主心腹邪结气；郁李仁主大腹水肿，面目四肢浮肿，行水气；而桃核仁主瘀血血闭，瘕瘕邪气。由神农应用蔷薇科果实之药性，可见与气、血、水三者关系密切。

栽培嫁接之桃，食果也，其仁瘦瘪。野生之桃，核仁饱满质优。

282. 皂荚

味辛，咸，温。主风痹死肌，邪气风头泪出。利九窍，杀精物。生川谷。

【点评】豆科植物皂角的果实呈荚，果实含有丰富的皂苷，是去垢洗衣之佳品，合称"皂荚"。皂荚味辛，有毒，不入汤剂，量一至三克，多入丸散服用，或外用。

283. 百棘

味辛，寒。主心腹痛，痈肿。溃脓，止痛。一名棘针。生川谷。

【点评】皂荚，豆科植物。皂荚之棘针，形态特殊，分枝多而坚硬，尖锐而长大。神农以形命名为"百棘"，药用破溃力强而能止痛。传承中，丢了"百"字上面一横，遂成"白"字，导致几千年该药失传，后代医家不得不将百棘重新命名为"皂刺"或"天丁"。"白棘"回归"百棘"，使失传几千年良药再次被认识而发挥作用也。

284. 黄环

味苦，平。主蛊毒，鬼疰鬼魅，邪气在藏中。除咳逆寒热。一名凌泉，一名大就。生山谷。

【点评】黄环，源于豆科植物紫藤也，其根黄，其藤环绕庭园及山坡，生长在山脚溪边或庭池之边，而有"凌泉"之名；"就"，高也，紫藤之藤蔓攀援甚高，故称"大就"也。黄环为豆科木质藤本，根亦木质化，其功"主蛊毒、鬼疰鬼魅、邪气在藏中"，"除咳逆寒热"，而不似草本之豆科黄耆、甘草、苦参等根有补之功也。

285. 巴豆

味辛，温。主伤寒温疟寒热。破癥瘕结聚坚积，留饮痰癖，大腹水胀，荡涤五藏六府，开通闭塞，利水谷道，去恶肉，除鬼毒蛊痊邪物。杀虫鱼。一名巴椒。生川谷。

【点评】巴豆非豆类，大戟科之木本植物，种子似豆产于巴，称为"巴豆"。神农选用巴豆，用于大证、顽证治疗，但药性猛烈，使用要特别谨慎。种子之油作用更烈，宜去油也。

286. 泽漆

味苦，微寒。主皮肤热，大腹水气，四肢面目浮肿，丈夫阴气不足。生川泽。

【点评】泽漆，大戟科植物，神农选择大戟科植物仅泽漆为一年生草本，其他尚有多年生之大戟、甘遂、蔄茹及灌木巴豆。"漆"乃植物精华之物，在泽漆则为乳汁，外流用以防御，内行流通调节和滋养自体；"泽"乃生态，喜欢生长在潮湿之处，合称"泽漆"。"漆"是泽漆体内所含白色乳汁，新鲜时对人皮肤有刺激。神农用泽漆内调自体及御外之功而"主皮肤热，大腹水气，四肢面目浮肿"；用泽漆精华之物，以填补"丈夫阴气不足"也。

287. 大戟

味苦，寒。主蛊毒，十二水，肿满急痛积聚，中风皮肤疼痛，吐逆。一名邛巨。

【点评】"大戟"，古之兵器。对准目标，杀伤力强。若用之不当，对人体伤害也大，慎之。"邛巨"也是示其功也。"邛"，病也，"巨"，钩子，取病之钩子，云其治病的快速，也示其药性之猛烈。大戟之名，神农以功命之，示其功效猛烈也。大戟，源于大戟科植物大戟的根也。

288. 茴茹

味辛，寒。蚀恶肉败疮死肌，杀疥虫，排脓恶血，除大风热气，善忘不乐。生川谷。

【点评】茴茹，大戟科多年生草本，早春出土，到了夏天地上茎叶即枯萎。地下有肥壮之根，藏黄色乳汁，干后松泡。产区作"狼毒"使用，乃有毒之本草，蚀恶肉败疮死肌，杀疥虫，排脓恶血，以毒攻毒之品，用需谨慎也。

289. 甘遂

味苦，寒。主大腹疝瘕腹满，面目浮肿，留饮宿食。破癥坚积聚，利水谷道。一名主田。生川谷。

【点评】人患水病，犹如农田积水，需开沟疏浚，排除积水。甘遂可排水，"一名主田"。《玉篇·辵部》"遂，安也"，患者水去而安，苦去甘来，而名之"甘遂"。由此可知，神农命名甘遂，乃以功命之。甘遂，源于大戟科植物甘遂的块根。

290. 白鲜

味苦，寒。主头风，黄疸，咳逆，淋沥，女子阴中肿痛，湿痹死肌不可屈伸起止行步。生川谷。

【点评】白鲜是神农选择芸香科本草中惟一的草本植物，虽为草本，但根却有木质心，药用须抽心用皮。白鲜之名与其特性密切，根色白，气膻难闻，气难长久保留，神农只云其味苦，寒，而具主头风、黄疸、咳逆、淋沥等病。"鲜"字，"鱼""羊"膻腥之气也，白鲜，根白，气膻，名之"白鲜"。

291. 楝实

味苦，寒。主温疾伤寒，大热烦狂。杀三虫疥疡，利小便水道。生山谷。

【点评】"柬"字加上偏旁的"練，煉，楝"，有通过学习、锻炼而成才之义。楝树是速生之树，树形挺拔直立，三五年即可作椽；该树萌蘖能力极强，有"三槐九楝"之说，即楝树砍伐九次仍能快速萌发新材，以此而称为"楝"。药用果实，称为楝实。

楝，源于楝科植物，味苦，寒，神农用实，毒性较小，"主温疾伤寒，大热烦狂"，还可"杀三虫疥疡，利小便水道"。后世将毒性较大的苦楝皮作为药物，专门杀虫，品外之药，用之需慎重也。另外，今用楝实多为四川所产，称"川楝子""金铃子"，苦楝之实少有选用。

292. 栾华

味苦，寒。主目痛泪出，伤眦。消目肿。生川谷。

【点评】栾华，来源于无患子科植物栾树之花。栾树有一特性与大多数木本植物不同，不选择春季开花，而拖延至深秋。栾树九月盛花，花序硕大，花色金黄，花开之后，匆匆结实而落叶越冬。秋花，色金黄，神农选用最具秋天肃杀之气的栾花，"主目痛泪出，伤眦"，以"消目肿"也。神农所选良药"栾华"，现作为行道树、园林树种，秋季黄花红果呈一道绚丽风景，但自身的良药特性却被人们忘却了，可惜！

293. 鼠李

主寒热瘰疬疮。生田野。

【点评】鼠李与大枣、酸枣均为鼠李科植物，神农选择三者果实，大枣果实最大而味甘，调中；酸枣果实中等而味酸，理四肢；鼠李果实最小而味苦，主寒热瘰疬疮也。"鼠李"植物矮小，果实也小，"鼠"字相称，叶形似李，合称"鼠李"。

294. 莞华

味苦，寒。主伤寒，温疟。下十二水，破积聚大坚癥瘕，荡涤肠胃中留癖饮食寒热邪气，利水道。生川谷。

【点评】莞华，瑞香科植物，花黄色，开于盛夏，味苦，寒。与芫华紫色开于早春之主咳逆上气等明显不同，主伤寒温疟和下十二水，破积聚等。同类植物，同用花，物候不同，气味不同，功也有异也。后世常用本草只有芫华，未见莞华，并且多用芫华下水，从神农记载，当是莞华之效也，疑后世将两者混淆，莞华之功混入芫华之中了。

295. 芫华

味辛，温。主咳逆上气喉鸣喘，咽肿短气，蛊毒鬼疟，疝瘕，痈肿。杀虫鱼。一名去水。生川谷。

【点评】芫华，瑞香科小灌木，早春先叶开放，名曰"芫华"

言其早也。根有逐水之功，"一名去水"。后世用芫华逐水，与神农之旨有偏也。

芫华味辛，温，花紫色，禀早春上升之阳气，主咳逆上气，喉鸣喘，咽肿短气也。而同类之莞华，花黄色开于夏，味苦寒，主伤寒温疟，下十二水，破积聚等，与芫华之形、性、功效明显不同也。市场缺乏药材莞华，后世芫华却增泻水逐饮之功。

芫华，瑞香科小灌木，神农命名木本之花多用"华"，命名草本之花多用"花"。如芫华、莞华、栾华、柳华，木本之花；旋复花、旋花、款冬花皆草本之花；而菊花茎多木质，有"花""华"两种写法也。

296. 狼毒

味辛，平。主咳逆上气。破积聚，饮食寒热，水气，恶疮鼠瘘疽蚀，鬼精蛊毒。杀飞鸟走兽。<small>一名续毒。生山谷。</small>

【点评】狼毒，以性命名，有大毒也。如狼之凶残，毒性也强。现认为是瑞香科的瑞香狼毒。但实际药材却是大戟科的简茹也。

297. 瓜蒂

味苦，寒。主大水，身面四肢浮肿。下水，杀蛊毒。咳逆上气及食诸果病在胸腹中，皆吐下之。<small>生平泽。</small>

【点评】神农在葫芦科食物中选取三种特色之药，一为白瓜子，白瓜称水芝，其子为上品之药；二为苦瓠，瓠甘可食，但变为苦味之瓠正合药用；三为甜瓜之蒂，瓜甜而蒂苦，与苦瓠之功近似。味苦，寒之瓜蒂、苦瓠均主大水，身面四肢浮肿，不同者瓜蒂还能杀蛊毒，治咳逆上气及食诸果病在胸腹中。"蒂"乃瓜、藤连接部分。甜瓜瓜甜而蒂苦，甜可食用，苦为特色之药。

298. 苦瓠

味苦，寒。主大水，面目四肢浮肿。下水，令人吐。生平泽。

【点评】"苦瓠"，来源于葫芦科植物瓠之具苦味者，神农命名最直接。后人有认为是葫芦者，葫芦味甘，而苦瓠味苦也，只有苦寒，才有"下水，令人吐"之功。苦瓠药源方便，采时，尝之味苦不能食用者，正合药用，一举两得也。苦味之瓠，本无此种，乃瓠在生长过程中受到伤害而产生的防御之物。民间经验，瓠之藤蔓被人踩伤，所结之瓠味苦也。与木香（沉香）受刺激后结香道理相同。

299. 芎䓖

味辛，温。主中风入脑头痛，寒痹筋挛缓急，金创，妇人血闭无子。生川谷。

【点评】芎䓖，伞形科植物，今称"川芎"。其名与功相关，李时珍曰："或云人头穹窿穷高，天之象也。此药上行，专治头脑诸疾，故有芎䓖之名。"后因四川栽培甚多，以产地而称"川芎"。伞形科植物多具辛味，芎䓖药用根状茎，"味辛，温。主中风入脑头痛，寒痹筋挛缓急，金创，妇人血闭无子。"皆辛通之功也。

300. 当归

味甘，温。主咳逆上气，温疟寒热洗洗在皮肤中，妇人漏下绝子，诸恶疮疡，金创。煮饮之。一名乾归。生川谷。

【点评】当归盛产甘肃岷县，地归西北，属"乾"，"一名乾归"。当归为伞形科植物，生活在高山之上，虽有辛味，但贮藏之物丰富，"甘"味为主，神农记为"味甘，温"。主咳逆上气，温疟寒热洗洗在皮肤中，乃辛味之功也；主妇人漏下绝子，诸恶疮疡，金创，甘辛之味共同作用也。

301. 薇衔

味苦，平。主风湿痹，历节痛，惊痫吐舌，悸气贼风，鼠瘘痈肿。一名麋衔。生川泽。

【点评】"薇衔"，是神农三衔（人衔、蛇衔和薇衔）中最微小者，故称"薇衔"。"一名麋衔"，乃"麋"常食之品。麋在山野，此"麋衔"亦生山野。

"薇衔""麋衔"，后来转"麋"为鹿，称为"鹿衔草""鹿含草"，又因叶似鹿蹄，植物名又称"鹿蹄草"。

薇衔是鹿蹄草科常绿小草本，生长于高山林下，环境阴暗潮湿，冬季寒冷。冬天一片枯枝落叶，它却葱绿挺立，炼就抗寒祛风湿之功，"主风湿痹历节痛"。又因生长环境潮湿，能解毒，治"鼠瘘痈肿"。

302. 羊踯躅

味辛，温。主贼风在皮肤中淫淫痛，温疟，恶毒，诸痹。生川谷。

【点评】神农之羊踯躅，杜鹃花科植物黄杜鹃。后世称花为"闹羊花"，羊误食则踯躅而死！其花、果均有大毒。民间习惯用根治疗恶肿，风湿诸痹。神农未云药用部位是花，后世不知为何一直固守于花？羊踯躅之根，有祛风解毒除痹之功，毒性小于花果，治病选用应为其根也。

303. 连翘

味苦，平。主寒热鼠瘘瘰疬，痈肿恶疮瘿瘤，结热，蛊毒。一名异翘，一名兰华，一名轵，一名三廉。生山谷。

【点评】"连翘"，木犀科灌木连翘果实。其果多数并排翘立于枝条，与"连翘"吻合也。花黄，先叶开放成串，似兰草之花，因是木本植物之花，称"华"而非"花"也，因而"一名兰华"。

唐代曾用藤黄科植物湖南连翘与小连翘之类，小连翘之果三裂，符合"三廉"之名，但资源有限，至宋代已普遍使用木犀科的连翘果实了。木犀科连翘之果实，资源丰富，疗效可靠，可以永续利用，所以后来一直使用木犀科之连翘。

304. 藋蘭①

味咸，平。主心痛。温中，去长虫，白㾺，蛲虫，蛇螫毒，癥

---

① 藋蘭：原作"藋菌"，经考证应为"藋蘭"，故改。

痕，诸虫。一名蘿芦。生池泽。

【点评】神农之藋菌至今人们不知何物。《尔雅》称"萝摩"为"藋"；《植物名实图考》称"萝摩"为"藋蘭"。从萝摩古代之名，与藋菌最为接近，"藋菌"之"菌"若在刻板印刷时代，笔画多，印刷模糊，极易与"蘭"字相混。吴其濬也怀疑"藋蘭"即神农之"藋菌"。"藋"本为鸟名，与"藋菌"有关的名称，只有萝摩了。因此，"菌"为"蘭"之误，应回归神农原先之名"藋蘭"也。萝摩为藤本植物，折断有白汁，可解毒通乳，补精益气，治疗丹毒、瘰疬、疔疮、蛇虫咬伤、蜘蛛伤，这些与"藋蘭"功效也比较接近。藋蘭，萝摩之全草，来源于萝摩科植物。

305. 女青

味辛，平。主蛊毒。逐邪恶气，杀鬼温疟，辟不祥。一名雀瓢。生山谷。

【点评】女青，《新修本草》曰："此草即雀瓢也，子似瓢形，大如枣许，故名雀瓢"。雀瓢为萝摩科植物地梢瓜，生于田野中，全株有白色乳汁，藤蔓细，叶窄长。在民间，人们用其全草晒干作为茶饮，可治感冒，咽喉肿痛。并认为有清虚热，益气生津，下乳等作用。神农用其"主蛊毒，逐邪恶气，杀鬼温疟，辟不祥"也。

306. 白兔藿

味苦，平。主蛇虺，蜂虿，猘狗，菜肉，蛊毒，鬼疰。一名白葛。生山谷。

【点评】白兔藿，神农提供之信息，与萝藦科植物牛皮消相吻也。从形色观之，藿为藤而叶宽大，根块状；牛皮消亦藤本，叶广卵形而宽大，根肥厚呈块状，并且断面白色，加工之粉称为"白首乌粉"，全株折之有白色乳汁。"白藿"之名有据也。从用考之，王玠等在山东蒙阴县井王村发现，当地即以牛皮消喂兔也，"白兔藿"之名亦有据也。

牛皮消分布甚广，从华北到华南，西南、西北也有少数地区产之，生于山谷，这与神农选药宗旨相吻，常见易采之物也。

神农所述之功皆为解毒。牛皮消沦落民间，近代改头换面，称"白首乌"营销于世。解毒之功一直被保留在民间，如《安徽中草药》记载之功首条即是清热解毒，可疗剧毒之五步蛇咬伤。其"性平，味甘、微苦"，也与神农所述"味苦，平"相吻也。

白兔藿，萝藦科牛皮消之块根，解毒良药也。

307. 白薇

味苦，平。主暴中风，身热肢满，忽忽不知人，狂惑，邪气寒热酸疼，温疟洗洗，发作有时。生川谷。

【点评】本草白薇，来自萝藦科植物白薇和蔓生白薇，它们地上茎叶有直立与蔓生两类，地下均是丛生之须根。全株密生白色柔毛，含白色乳汁，丛生的种毛也为茸茸白色，以此名之"白薇"也。

308. 石下长卿

味咸，平。主鬼疰精物邪恶气。杀百精蛊毒，老魅注易，亡走，啼哭悲伤，恍惚。一名徐长卿。生池泽。

【点评】石下长卿，一名徐长卿，乃知其功与徐长卿相似。两者比较，所主之证鬼疰(鬼物)、百精、邪恶气均为一致，"一名徐长卿"言其功近也。

石下长卿的"长卿"是"徐长卿"之简称，石下乃其生境。名称示人，此物长于石下也，功同徐长卿。石下长卿虽与徐长卿之功类似，但其性味不同，徐长卿味辛温，"久服强悍，轻身"，符合上经本草标准；此药味咸平，无"久服"之文，只能屈居下经了。两药虽功接近，生态不同，性味不同，品级有别，似非同物之误记也。

但李时珍认为"徐长卿"与"石下长卿"为同物，合于一条，待考。

309. 栀子

味苦，寒。主五内邪气，胃中热气，面赤酒疱皶鼻，白癞赤癞疮疡。一名木丹。生川谷。

【点评】"栀子"，卮，酒器也，卮子为木，则名之"栀子"。神农用"丹"命名的植物，木之果为丹色者，"木丹"，即栀子；草根丹色者，"丹参"；木根丹色者，牡丹也。

栀子，来源于茜草科植物栀子的果实。味苦寒，色红，以清热为主，"主五内邪气，胃中热气面赤，酒疱皶鼻，白癞赤癞，疮疡"，包括内热及外显肌肤之病也。丹参、牡丹均为寒性，丹参味苦，主心腹邪气；牡丹味辛，则"主寒热中风，瘕疾，痉，惊痫邪气"。

310. 钩吻

味辛，温。主金创，乳痉，中恶风，咳逆上气，水肿。杀鬼疰蛊毒。一名野葛。生山谷。

【点评】钩吻，云植物有钩，钩人之吻。吻，"口边也"，即嘴唇。哺乳动物鼻部或口器延长部分也叫吻，如象鼻有长吻，猪有短吻。这种药物形态正与钩藤一致，大型藤本，刺成特殊弯钩，在植物界十分罕见。人畜行于其间，易被钩吻也。换一思维，钩住而吻不正是植物与人畜亲近吗？

"一名野葛"，钩藤之叶大，不裂，与葛之叶形态大小相似。神农选药原则是，有毒之药，定有掌控之法，如乌头、附子、半夏、虎掌等，经加工炮制之后按医嘱服用相对安全。而后来出现肝毒、肾毒之黄药子、何首乌、关木通、广防己、菊三七等，尽管资源丰富，但神农却不选择，为什么偏要到两广地区找一种可断肠割喉之药来害人呢？何况，钩吻所治也是寻常之疾。

对照神农所录功效，与历代本草的钩藤之功较为吻合，如钩吻的"中恶风"与后世"息风止痉"相合，"咳逆上气"与后世"下气宽中，祛风化痰，开气闭"一致；"杀鬼疰"与后世所载"小儿卒得急痫""诸痫啼叫"等相关。至于神农记录功效，后世未言；后世补充之功，神农未录，均属本草发展过程正常现象。由是观之，神农之钩吻，即常用本草钩藤，来源于茜草科植物钩藤、大叶钩藤等带钩茎枝。

311. 腐婢

味辛，平。主痎疟寒热邪气，泄利，阴不起，病酒头痛。

【点评】腐婢，来源于马鞭草科植物豆腐柴之茎叶。该科植物，多有特殊之嗅味。"腐婢"之"婢"，女之卑者也，女人本已纤弱，卑女则更为显著。马鞭草科植物豆腐柴，生于荒山野岭，名之为"柴"而非"树"，乃是纤细小灌木，茎枝多曲，甘当矮弱之"柴"，此等身份如"婢"者也。其叶有特殊"腐"气，山民喜采集加工成绿色"豆腐"，为夏天解暑的特殊菜肴。豆腐柴之形似"婢"，其气带"腐"，此物乃神农之"腐婢"也。味辛，平。能清热，而具主痎疟寒热邪气之功，还兼主"泄利，阴不起，病酒头痛"也。可惜后世已不见使用。探明本草基原，失传本草重见天日也！

312. 女菀

味辛，温。主风寒洗洗，霍乱，泄利，肠鸣上下无常处，惊痫，寒热百疾。生川谷或山阳。

【点评】女菀，女，结子多也，菀，茂也，合为"女菀"。其味辛，温，主风寒洗洗，霍乱泄利，肠鸣上下无常处，惊痫寒热百疾。与此形态、性味及功效符合之药，唇形科"藿香"也，它生长茂盛，结实多而密，味辛，性微温。祛暑解表，可治风寒洗洗；化湿和胃，可疗霍乱泄利，肠鸣上下无常处。合而观之，女菀即今之藿香也。广藿香则为另一种植物，产广东与海南也。

313. 积雪草

味苦，寒。主大热恶疮痈疽，浸淫赤熛，皮肤赤身热。生川谷。

【点评】早春，雪未融尽，萌出之草，积雪草也。此类积雪萌生之草，并且资源丰富，在温带与北亚热带有分布（此处才可能积雪）的植物，唇形科植物连钱草也，它喜湿，冬绿，生长茂盛，分布广，味苦、辛，性凉，有清热解毒，散瘀消肿，利湿通淋之功，与神农所述之积雪草物候、生态、性味、功效均较吻合，并且资源多，产量大，生长集中，采集容易，民间应用十分广泛，清代《本草纲目拾遗》《本草求原》等文献均有记载，用药历史较久。综合观之，连钱草即神农所选之积雪草也。

曾有人认为神农之积雪草为伞形科植物，该种仅分布于长江以南，江南大多数地区少有积雪。连钱草为神农之积雪草更为合理。

314. 泽兰

味苦，微温。主乳妇内衄，中风余疾，大腹水肿，身面四肢浮肿，骨节中水，金创，痈肿疮脓。一名虎兰，一名龙枣。生大泽傍。

【点评】唇形科植物多生陆地，而泽兰可生水泽之傍。兰有悠香，此草生于水泽，具有兰之香者，称为"泽兰"。兰草柔弱芳香，泽兰方茎直挺，虎虎生威也，而"一名虎兰"。生于泽傍，地下根状茎端膨大之芽可食，龙食之枣也，"一名龙枣"。

泽兰，温可除风，生于水域，又是利水良药，"大腹水肿，身面四肢浮肿，骨节中水"均可疗之。

315. 莨菪子

味苦，寒。主齿痛出虫，肉痹拘急。使人健行，见鬼，多食令人狂走。久服轻身走及奔马，强志益力，通神。一名横唐。生川谷。

【点评】莨菪子为茄科植物，现代称"天仙子"。服食本品中毒，能蔽人神智，令人狂浪放宕，故名"莨菪"；"一名横唐"，也为中毒之后横行荒唐不端之举。

316. 桐叶   皮、华

味苦，寒。主恶蚀疮着阴。生山谷。

皮　主五痔。杀三虫。

华　傅猪疮。饲猪肥大三倍。

【点评】桐叶来自玄参科木本植物泡桐，叶苦，寒，主"恶蚀疮着阴"。皮、华也有类似之功。桐与梓均是宅旁常见之树，作为猪饲料也很方便。神农在本草中顺便记之，以供选用。

317. 马矢蒿①

味苦，平。主寒热鬼疰，中风，湿痹，女子带下病，无子。一名马屎蒿。生川泽。

【点评】"马矢蒿"，玄参科植物，由于前人误记为"马先蒿"，后来植物类文献中皆称"马先蒿"。神农选择草原上最常见的野草"马屎蒿"作为本草，改"屎"为"矢"，雅也。传承之中，讹为"先"字，现予纠正。该草为玄参科植物，伴马粪而生而长，味苦，平。"主寒热鬼疰，中风，湿痹，女子带下病，无子"，皆祛除外邪之寒热，风湿之功。

318. 梓白皮   叶

味苦，寒。主热。去三虫。生山谷。

叶　捣傅猪疮。饲猪肥大三倍。

---

① 马矢蒿：原作"马先蒿"，经考证，应为"马矢蒿"，故改。

【点评】神农选用桑树与梓树根皮，并去除外层粗皮，而称梓白皮、桑根白皮也。桑树与梓树是人们熟悉的树木，习称"桑梓"也。

桑根白皮味甘，则为上品之药；梓白皮味苦，寒，则为下品之药，清热祛邪之品，"主热，去三虫"。神农选择药性不同的桑梓白皮，甘补而苦泻也。梓白皮，来源于紫葳科植物梓树的根皮。

梓为宅旁常植之树，神农兼叙对家畜的治疗之效和饲养之功，可谓一举数得也。

319. 爵床

味咸，寒。主腰背痛，不得著床，俛仰艰难。除热。可作浴汤。生川谷及田野。

【点评】爵床，来源于爵床科植物爵床的全草，"主腰背痛不得著床，俛仰艰难"，俛，音"俯"，这是本草功效中较为特殊的描述。"爵"字通"雀"，一种小鸟，"爵"是其形，喻其草小也；"床"乃功，治腰背痛不得著床也。爵床民间多称"小青草"，言其株小色青翠；又名肝火草、心火草、疳积草等，言其功可除热，治小儿疳积也。民间应用广泛，功效多样，是一味神农选择之良药。

320. 别羁

味苦，微温。主风寒湿痹，身重四肢疼酸，寒邪历节痛。生川谷。

【点评】"忍冬"，神农称"别羁"，羁，音"基"，来源于忍冬科植物忍冬。"别"，扭，转也，藤本之态；"羁"，同羁，约束，牵制也。满地木质藤本扭转蔓延，人畜在其间行走则受牵制；其功主风寒湿痹，身重四肢疼酸，寒邪历节痛，正是忍冬之形、态及功也。忍冬，可以忍耐冬天之寒冷而常绿，药用其藤。《别录》谓："主寒热身肿"；《履巉岩本草》："治筋骨疼痛"；《本草纲目》："一切风湿及诸肿毒……"。后世广泛应用，但未明"忍冬"神农早已选出，命名为"别羁"也。近年，忍冬以花为时髦，藤已少用，花名"金银花"也。

321. 陆英

味苦，寒。主骨间诸痹，四肢拘挛疼酸，膝寒痛，阴痿，短气不足，脚肿。生川谷。

【点评】"陆英"，忍冬科大型草本，神农选用之良药，后世医家很少有人了解，流落民间。陆英之"陆"是生长环境，非水生也，但喜阴湿，"陆"也有高之义；"英"指"大"也。陆地之草，高且大者，犹如人之英雄也。《名医别录》误将"英"理解成花，又另出一条"蒴藋"用其根及全株。陆英植株高大，根状茎肉质，粗长发达，繁殖力强，往往形成较大群体；生于阴湿环境，具祛风除湿利水之功，"主骨间诸痹，四肢拘挛疼酸，膝寒痛，阴痿，脚肿"；又因根状茎肉质，可治"短气不足"。

322. 败酱

味苦，平。主暴热火疮赤气，疥瘙，疽痔，马鞍热气。一名鹿肠。生川谷。

【点评】神农之"败酱"，形、态、嗅皆极具特色。其形高大，花正黄；生长环境在强光之低山坡；"败酱"之嗅味浓烈，来自败酱科植物"黄花败酱"。"酱"为烹调之品，味甘而气香，腐败则味苦而臭也。神农用"败酱"命名有特殊臭腐之气，味苦之药，颇具特色，使名称与植物紧密结合，方便识别与记忆，牢固难忘也。

现代药典的败酱来源黄花败酱和白花败酱。黄花败酱陈败豆酱之气最浓，分布最广，生于山坡、林缘，阳性植物，资源丰富，是败酱优质资源。而白花败酱，生于南方山林之下阴湿地，人们多作野菜食用，乃神农所用之"苦菜"也。

若以嗅论，苏皖之荠薴，北方之"苦荬"均有败酱之嗅，民间也曾代用，但正品败酱只有"黄花败酱"也。

323. 桔梗

味辛，微温。主胸胁痛如刀刺，腹满肠鸣幽幽，惊恐悸气。生山谷。

【点评】桔梗，来源于桔梗科植物桔梗的根。桔梗肉质之根似人参，白且直；茎硬直挺拔，光滑；花蓝大而艳，吉祥之象也。"吉"草也；地上之茎年年更替，此为"更"之来历。合"吉更"，茎似小树，加"木"旁，而成"桔梗"之名。

桔梗虽有似参之肉质直根，但味辛，理气之功颇显，"主胸胁痛如刀刺，腹满肠鸣幽幽，惊恐悸气"。

324. 飞廉

味苦，平。主骨节热，胫重酸疼。久服令人身轻。一名飞轻。生川泽。

【点评】飞廉为菊科蓟属一年生草本，茎具棱，棱有刺齿状翼，果实成熟后随冠毛飘起，随风飘扬散落，茎有廉而果飘扬，此为"飞廉"名之由来。果实随风飘拂，"一名飞轻"。

325. 款冬花

味辛，温。主咳逆上气，善喘，喉痹，诸惊痫寒热邪气。一名橐吾，一名颗冻，一名虎须，一名菟奚。生山谷。

【点评】菊科植物款冬，神农选其花序作为本草，"主咳逆上气，善喘，喉痹，诸惊痫寒热邪气"，特殊之本草也。神农选择款冬花，至冬而花；夏枯草，至夏而枯萎；半夏，夏天半休眠状态等均与物候密切相关也。款冬花，冬季开放，有毛茸，顶冰迎雪，不怕严寒，耐冻之能力甚强，用于人体，正是所主之功也。

326. 藜芦

味辛，寒。主蛊毒，咳逆，泄利肠澼，头疡疥瘙，恶疮。杀诸蛊毒，去死肌。一名葱苒。生山谷。

【点评】"藜芦"，来源于百合科藜芦属植物。"藜芦"一名，李时珍释曰："黑色曰藜，其芦有黑皮裹之，故名"。时珍所云黑皮乃其茎基叶鞘枯后残留的黑色纤维网。又名"葱苒"，苒有"轻柔貌"，藜芦之芦虚如葱管，故名"葱苒"。神农之藜芦主蛊毒，咳逆，泄利肠澼，头疡疥瘙，恶疮。后世专作催吐剂用之，功已变矣。

327. 贝母

味辛，平。主伤寒烦热，淋沥邪气，疝瘕，喉痹，乳难，金创，风痉。一名空草。

【点评】贝母，百合科贝母属植物，地下鳞茎似海中贝子之聚集，而称"贝母"。神农之后，渐将贝母以产地、形态分为多类，如川贝母、浙贝母、平贝母、伊贝母、鄂贝母，还有地方品种皖贝母等。贝母为早春短命植物，生长周期仅60～100天，气温达25℃即停止生长，地上茎枯萎，以此名之"空草"。

328. 茵芋

味苦，温。主五藏邪气，心腹寒热羸瘦如疟状，发作有时，诸关节风湿痹痛。生川谷。

【点评】茵芋，习惯按植物学者认识而定为芸香科茵芋，此植物产量甚小，无法提供足够的药材，市场一直没有供应，主产华东、西南，历史上几乎没有运用者，这种考证结果难以确立。

"茵芋"，从神农之名来看，"茵"者，"垫、褥"；"芋"者，药用器官块状似芋。观百合科的绵枣儿，冬春时，在阔叶林下，绿茵茵一片正如绿色草垫，每株之下又有一圆球状似小芋的鳞茎，因而合称为"茵芋"也。

绵枣儿分布广泛，资源丰富，鳞茎可食，是一味药食兼宜的本草。绵枣儿之功，活血止痛，解毒消肿，强心利尿。主治跌打损伤，筋骨疼痛，疮痈肿痛，乳痈，心脏病，水肿。与神农茵芋之功近似。从形、态、分布、功效等综合考证，神农之茵芋以百合科绵枣儿为宜。

329. 蚤休

味苦，微寒。主惊痫，摇头弄舌，热气在腹中，癫疾，痈疮，阴蚀。下三虫，去蛇毒。一名蚩休。生川谷。

【点评】蚤休，又称"七叶一枝花"，来源于百合科植物的根状茎。蚤休生于林下阴湿处，药用根状茎，味苦微寒，清热解毒，杀虫之功显，主热气在腹中，痈疮，阴蚀。下三虫，去蛇毒，乃自体在环境中之需也。蚤是害虫，蹦跳之冠，叮咬难受，驱除不易。能使跳蚤骚扰休止，"蚤休"也。"一名蚩休"，"蚩"字上为人脚之止，下为蛇之虫，上下相合，人被蛇咬伤。"蚩休"，"去蛇毒"之功也。

330. 茛草

味苦，平。主久咳上气喘逆，久寒惊悸，痂疥白秃，疡气。杀皮肤小虫。生川谷。

【点评】茛草，使久咳、久寒等疾尽失，非等闲之草，绝非平庸之物可代。后人以禾本科之"茛草"代之，但却无使用记录。神农大功之本草竟然几千年无人能用，定是后人之失也。

观神农之"茛草"主久咳，久寒及皮肤疾患，正合百部之功。百部，百部科植物，从北到南主要种类有：北为直立百部，块根小而质良，称为小百部；中为蔓生百部，藤状草本，花开叶上，块根中等；南为大百部，又称对叶百部，块根硕大，资源丰富，是"百部"药材的主要来源。

331. 射干

味苦，平。主咳逆上气，喉痹，咽痛不得消息。散结气，腹中邪逆，食饮大热。一名乌扇，一名乌蒲。生川谷。

【**点评**】"射干"，鸢尾科射干属植物，该属仅此一种，特色明显。茎梗疏长光滑，如箭之长竿，得名"射干"。又叶丛生茎端，横铺一面，如乌鸦之羽翅，"一名乌扇""一名乌蒲"也。

射干植株修长而高，花开茎顶，橙黄色；药用根状茎，亦为橙黄之色。其治偏上，主咳逆上气，喉痹，咽痛不得消息。"散结气"、主"喉痹"，古有"开口箭"之称。

332. 鸢尾

味苦，平。主蛊毒邪气，鬼疰诸毒。破癥瘕积聚，去水，下三虫。生山谷。

【**点评**】鸢尾科植物鸢尾，叶平铺一面，形似鸢尾，得"鸢尾"之名。与射干同科，不同在于鸢尾花茎从根状茎发出，无叶，花碧蓝，根状茎断面白色。味苦、平，与射干相同，但其功在解毒破结，去水杀虫，作用部位不在咽喉而在下也。

神农已分列鸢尾与射干二药，后世或有不知者，而以鸢尾代射干，巧立为"川射干"。源之不清，流则乱矣。民间互代，祸害不广；若法典乱之，遗祸无穷。司药者不可不慎也！

333. 竹叶 根、汁、实

味苦，平。主咳逆上气，溢筋急，恶疡。杀小虫。

根 作汤，益气止渴，补虚下气。

汁 主风痓。

实 通神明，轻身益气。

【**点评**】"竹"象形也，两株并立之象。竹叶常绿，叶是竹体特色部分，神农选中竹叶，包括了单子叶类禾本科植物叶之功能。后代本草以禾本科"淡竹叶"全草来替代，功虽相近，但淡竹叶资源无竹叶丰富，采集不及竹叶方便；鲜用，更是竹叶之优势。竹叶常绿，具御寒之性，淡竹叶冬天休眠，全草则缺此性也。

木本之竹，药用部位多样。竹根、汁、实均是良药，随手可取也。

334. 白及

味苦，平。主痈肿恶疮败疽，伤阴死肌，胃中邪气，贼风鬼击，痱缓不收。一名甘根，一名连及草。生川谷。

【点评】白及，兰科植物。兰科植物喜温畏寒，喜湿畏旱，耐阴畏强光，多生于热带与亚热带丛林之中，附生树上或石上。而能分布到温带，生于山地阳坡土中，并可形成较大的产量，白及首选也。但白及最大特色是其功也，"主痈肿恶疮败疽，伤阴死肌，胃中邪气，贼风鬼击，痱缓不收"，此功其他本草绝少有之！

白及根色白，连及而生，故曰"白及"，一名连及草。白及之根，色白如玉，光莹而半透明，能除痛苦之疾，病去而乐，"一名甘根"，以誉其"苦去甘来"之功也。

335. 白颈蚯蚓

味咸，寒。主蛇瘕。去三虫伏尸，鬼疰蛊毒，杀长虫。仍自化作水。生平土。

【点评】蚯蚓，常用常见之本草，今称"地龙"，分布广，产于两广者称"广地龙"，产于长江下游者称"土地龙"。李时珍曰："蚓之行也，引向后申，其娄如丘，故名蚯蚓。"《本草图经》：

"白颈是老者耳"。

蚯蚓是环节动物，体圆柱形，由相似的体节组成，能自由生活。神农从此类动物中选出两种，蚯蚓生于土中，全体入药，用于对抗人体在湿生环境中易生的疾病；水蛭生于水中，吸血为生，有逐恶血、利水道之功。

336. 贝子

味咸，平。主目翳，鬼疰蛊毒，腹痛。下血，五癃，利水道。烧用之良。生池泽。

【点评】贝子为货贝、环纹货贝等热带深海软体动物的贝壳。"贝"为象形字，象海贝之形。软体动物的贝类，身体柔软，外多有贝壳保护，生活于深海之中。下血、利水为其功也。贝壳坚硬，神农有"烧用之良"，即经火煅之后使用。

337. 蛞蝓

味咸，寒。主贼风㖞僻、轶筋及脱肛，惊痫挛缩。一名陵蠡。生池泽及阴地、沙石、垣下。

【点评】蛞蝓，音"括鱼"，软体动物，来源于蛞蝓科动物的全体，体无外壳，长似"舌"，缓慢爬行于湿处；"俞"有"态度温和"之义，两字各加"虫"旁，即是"蛞蝓"。"陵"则言其生境也，"蠡"，《广雅·释鱼》"蠡……蜗牛，蛞蝓也。"神农选出陆生软体动物无壳之蛞蝓，未选带壳之蜗牛，药用整体。蛞蝓之体多液，若干燥应用，资源有限。从神农列举的"主贼风㖞僻、轶筋及脱肛，惊痫挛缩"，可推测古人多用鲜品。此物随处可见，是易获方便之本草。

338. 马刀

味辛，微寒。主漏下赤白寒热。破石淋，杀禽兽贼鼠。生池泽。

【点评】蚌之长者，形如马刀，以此为名。神农选择六种软体动物，马刀为唯一生于淡水者，除蛞蝓活动于陆上阴湿之处外，其他四种均生活于海域。马刀自神农记载后，未见有临床例方，民间偶有应用，贝壳碾碎服用。

339. 文蛤

主恶疮。蚀五痔。

【点评】文蛤与海蛤，有合而为一，有一分为二。今分为二，因其功差异较大。《中华本草》"文蛤，其壳有纹理，故名"。文蛤之功"主恶疮，蚀五痔"，海蛤用外壳，不具此功。

《中华本草》"文蛤肉"条："味咸，平。润燥止渴，软坚消肿。主治消渴，肺结核，阴虚盗汗，瘿瘤，瘰疬。"与神农"文蛤"之功接近。海蛤为海中诸蛤烂壳之总称，"文蛤"仍有"纹理"。神农用名称别之，一文蛤，一海蛤，一鲜品，一烂壳；文蛤用肉，海蛤用壳也。

340. 海蛤

味苦，平。主咳逆上气，喘息烦满，胸痛寒热。一名魁蛤。生池泽。

【点评】李时珍曰："海蛤者，海中诸蛤烂壳之总称，不专指一蛤也。"神农选用海中软体动物，分为固着石上之牡蛎，生于海中之贝子，海蚌类海蛤之壳及文蛤之肉，另有乌贼之内壳。药仅五种，各具特色、功亦各异也。

海蛤生活于浅海，其壳经海浪拍打，堆积于沙滩上。主咳逆上气，喘息烦满，胸痛寒热等人体上部之疾。

341. 乌贼鱼骨

味咸，微温。主女子漏下赤白经汁，血闭，阴蚀肿痛，寒热癥瘕，无子。生池泽。

【点评】软体动物多为外壳，而乌贼为内壳。"壳"非"骨"也，现称"海螵蛸"。乌贼鱼的头部腹面有一漏斗器，与下方体内墨囊相连，遇敌则排出墨液以御之。"乌"指御敌之墨液；贼，败也。乌贼无攻击能力，遇敌则落荒而逃，败也，乌贼之名来于此。"贼"，"败也"，非贬义也，它已粉身碎骨为人所用，本草之名非骂也。药用内壳称之为"骨"，合则"乌贼鱼骨"。常用之本草，血证要药，并收湿敛疮。

342. 鼠妇

味酸，温。主气癃不得小便，女人月闭血癥，痫痉寒热。利水道。一名负蟠，一名蚜蛾。生平谷。

【点评】鼠妇，常见之物，名与形态、习性及功能相关。此虫喜生低凹暗湿处，与鼠性相似，可疗妇科疾患，习性、功效相合而名"鼠妇"也；其虫受惊则蜷身如豆，一名负蟠，喻盘曲之形；又一名蚜蛾，亦盘曲义。

鼠妇，来源于卷甲虫科动物普通卷甲虫或潮虫科动物鼠妇的虫体，在阴暗潮湿中生活，神农用其主气癃不得小便，女人月闭血癥，利水、血之道也。

343. 蟹

味咸，寒。主胸中邪气热结痛，㖞僻面肿。败漆。烧之致鼠。生池泽。

【点评】蟹，来源于方蟹科动物中华绒螯蟹的全体。蟹行旁横，与他物相异，其功主胸中邪气热结痛也。《本草衍义》云："此物每至夏末初秋，如蝉蜕解。当日名蟹之意，必取此义。"败漆，可治漆疮。

344. 马陆

味辛，温。主腹中大坚癥。破积聚息肉，恶疮白秃。一名百足。生川谷。

【点评】马陆为山蛩科动物。同类中大者谓之"马"，如马蜂、马蓝、马蓼、马枣(大枣)，马豆(大豆)等；"陆"者高也。马陆，则为节肢动物多足纲中大者，即称之为山蛩者也。"一名百足"则云其足多也。此神农选为大病主病之药，有毒，人惧之而不用，失传久矣。

345. 蜈蚣

味辛，温。主鬼疰蛊毒，啖诸蛇虫鱼毒。杀鬼物老精温疟，去三虫。生川谷。

【点评】蜈蚣，来源于蜈蚣科动物少棘蜈蚣或多棘蜈蚣的虫体，常见于长江流域丘陵区域，从东到西分布集中，是一味常用于解毒的动物本草。《医学入门》曰："大吴川谷中最广，江南亦有之，背绿腹黄，头足赤而大者为公，黄细者为母，故曰吴公"，增"虫"字旁，则为"蜈蚣"。

蜈蚣生活在亚热带地区，而与蜈蚣功效相似的全蝎则分布于温带地区。两者一温一平，现代认为均有"祛风止痉，通络止痛，攻毒散结"之功，神农只优选了蜈蚣。

346. 衣鱼

味咸，温。主妇人疝瘕小便不利，小儿中风项强背起。摩之。一名白鱼。生平泽。

【点评】衣鱼，来源于衣鱼科动物衣鱼、毛衣鱼的虫体，此虫隐藏于书箱、衣柜之中，蠹蚀衣物及书籍。色白，有尾，其形似鱼，但小之耳，故有"衣鱼""白鱼"之名。

衣鱼体微小，主妇人疝瘕小便不利，小儿中风项强背起，该虫虽常见，但收集干燥药材，实属不易。神农云：摩之，此为衣鱼使用之法，即取鲜品外用也。

347. 蜚蠊

味咸，寒。主血瘀癥坚寒热。破积聚，喉咽痹，内寒无子。生川泽。

【点评】蜚蠊，今之"蟑螂"也，俗称"灶马"，来源于蜚蠊科动物东方蜚蠊等虫体。"蜚"，一种能飞的臭虫，"蠊"，堂之侧边曰廉，狭窄之义。蜚蠊体有恶臭，能飞，身扁，室内窄缝是其藏身之处，故名"蜚蠊"。其嗅臭，味咸破积之功显也，主血瘀癥坚寒热。

348. 蝼蛄

味咸，寒。主产难。出肉中刺，溃痈肿，下哽噎，解毒，除恶疮。一名蟪蛄，一名天蝼，一名蟹。夜出者良。生平泽。

【点评】蝼蛄，来源于蝼蛄科动物华北蝼蛄等虫体，生活于土壤之中。形似"狗"，平时藏于土中，俗称"土狗"。腹大羽小，形体厚重，昼伏夜出，行动笨拙，不善飞翔，趋光撞击，落地有声，飞起再撞，屡次摔下，憨笨可爱。"蝼"，"愚笨"也；"蛄"，"厚重""质朴"也，据其形体特征及趋光习性，命之"蝼蛄"也。"蟪"有聪明之义，其趋光之性，摔倒又起，笨拙之状，反言则"蟪"也，"一名蟪蛄"。此物昼伏夜出，多见其飞行趋光之象，"一名天蝼"也。"蟹"，音"却"，从上击下，确然有声，正是此虫趋光摔下之状，古人观察深入而名之"蟹"也。

神农言："主产难。出肉中刺，溃痈肿，下哽噎，解毒，除恶疮"，通利，解毒之效强也。后世《本草汇言》引顾汝琳之言："此得湿土秽壤而生，性善钻利，故本药主水藏壅逆。水道不通，二便闭胀欲死，或水气泛滥致成水肿胀满，腹大如鼓，面浮，喘急不得卧者，服此，停水大行，胀消而喘定。"

349. 蚱蝉

味咸，寒。主小儿惊痫夜啼，癫病寒热。生杨柳上。

【点评】蚱蝉，来源于蝉科动物黑蚱的虫体。"蚱"，蝉之鸣音也；"单"，大也，蝉之鸣声大，体也大，神农命名"蚱蝉"。蝉夜伏昼鸣，可调小儿惊痫夜啼，癫病寒热。

蚱蝉一生经过卵期、若虫期、成虫期。卵期和成虫期（能飞)在树上生活，若虫期在地下要经过几年至十多年之进程，最终爬到树上羽化成新一代成虫。

350. 雀瓮

味甘，平。主小儿惊痫，寒热结气，蛊毒鬼疰。一名躁舍。生数枝间。

【点评】雀瓮，来源于刺蛾科动物黄刺蛾之虫茧。黄刺蛾之幼虫，满身刺毛，螫人痛痒难忍。《中华本草》曰："雀瓮为蚝虫（黄刺蛾之幼虫）所作之硬茧，形长圆如瓮。雀喜食其茧中之蛹，故有雀瓮、雀儿饭瓮之名"。"一名躁舍"乃指黄刺蛾幼虫躁动不安，所作硬茧，正是其安置之舍所也。

351. 木虻

味苦，平。主目赤痛，眦伤泪出，瘀血血闭寒热，酸惭无子。一名魂常。生川泽。

【点评】木虻，亦虻科昆虫，其性善吮血。《新修本草》载："虻有数种，并能噉血，商浙以南江岭间大有。木虻长大绿色，殆如次蝉。"蜚虻后代尚有应用，木虻后世少有应用。

352. 地胆

味辛，寒。主鬼疰，寒热鼠瘘，恶疮死肌。破癥瘕，堕胎。一名蚖青。生川谷。

【点评】地胆，芫菁科动物，有毒，乃攻毒逐瘀之品。李时珍曰："地胆者，居地中，其色如胆也。"陶弘景云："地胆是芫青所化，故亦名蚖青"。有用地胆治疗瘰疬成疮有脓及鼻息肉等。

353. 斑猫

味辛，寒。主寒热鬼疰蛊毒，鼠瘘恶疮，疽蚀死肌。破石癃。一名龙尾。生川谷。

【点评】斑猫，又称斑蝥，芫菁科动物，全国大部分地区有分布。"斑"言其色，"猫"乃小兽，言其虽小，有兽性之凶毒，警人使用要留心。合成"斑猫"，有攻毒蚀疮，逐瘀散结之功。斑猫毒性较大，使用须谨慎。

354. 蜣蜋

味咸，寒。主小儿惊痫、瘈疭、腹胀寒热，大人癫疾狂易。火熬之良。一名蛣蜣。生池泽。

【点评】蜣蜋，俗称推屎虫，屎壳蜋，金龟子科动物。"羌"，强也；"良"，精善也；此虫能抟粪丸而推之，强也，技术精善也，名之"羌良"，各加"虫"字旁，则为"蜣蜋"也，"一名蛣蜣"也是同义，"蛣"善也，行也，善推粪丸力大之虫也。神农告之加工方法，火熬之良。蜣蜋清热镇惊，后世多用于破癥瘕而开燥结。

355. 蛴螬

味咸，微温。主恶血血瘀，痹气。破折血在胁下坚满痛，月闭，目中淫肤，青翳白膜。一名蟦蛴。生平泽。

【点评】蛴螬，为金龟子科动物，分布全国，俗称"土蚕"。

聚集而生于腐烂之草、粪之中，"齐"，聚集也；"曹"，陈旧、腐烂也，各加"虫"字旁合成"蛴螬"。蛴螬虫体肥胖白皙，华美之态，"蟦"，音"必"，华美也，"一名蟦蛴"也。逐恶血为其功也。张仲景大黄䗪虫丸方中用蛴螬，用于久虚不复，气血无力而瘀阻之症。

356. 蠮螉

味辛，平。主久聋，咳逆，毒气。出刺，出汗。生川谷。

【点评】蠮螉，蜾蠃科动物蜾蠃，分布全国大部分地区。《本草经集注》介绍甚详："今一种蜂，黑色，腰甚细，衔泥于人屋及器物边作房，如并竹管者是也。其生子如粟米大，置中，乃捕取草上青蜘蛛十余枚，满中，仍塞口，以待其子大为粮也。其一种入芦管中者，亦取草上青虫"。此虫，即蜾蠃也，单栖性，平时自由生活，仅在雌蜂产卵时才衔泥造巢，一般一室一卵，以卵端丝粘于室壁上，并捕捉其他昆虫的幼虫或蜘蛛经螫刺麻醉后带回巢内，供幼虫食粮。这种善于隐藏其卵及食物的飞虫，称之"蠮螉"，因"殹"，藏匿也，"翁"飞翔之声也。

357. 露蜂房

味苦，平。主惊痫瘛疭，寒热邪气，癫疾鬼精，蛊毒肠痔。火熬之良。一名蜂肠。生山谷。

【点评】露蜂房为胡蜂科昆虫建的巢，用于栖息和产卵。蜂居之室，在野外经风吹雨露，称为"露蜂房"。一名蜂肠，言其整齐排列之房壁形态也。露蜂房药用，需经过加工方可提高疗效，神农交代"火熬之良"，用火焙存性之法。露蜂房不仅"主惊痫瘛疬，寒热邪气，癫疾鬼精"，还治"蛊毒肠痔"，风疹瘑痒，顽癣，解毒散结之良药。

358. 虾蟆

味辛，寒。主邪气。破癥坚血，痈肿阴疮。服之不患热病。生池泽。

【点评】虾蟆为蛙科动物泽蛙，分布全国大部分地区。宋人的《本草衍义》云：蛙，"大其声则曰蛙，小其声则曰蛤"。"虾蟆"一作"蛤蟆"，"蟆"有幼小之义。虾蟆，来自蛙科泽蛙，非蟾蜍。泽蛙无毒，而蟾蜍具毒也。后人用于治疗瘰疬溃烂，牙疳，阴蚀疮等。

359. 蛇蜕

味咸，平。主小儿百二十种惊痫、瘛疭、癫疾寒热，肠痔虫毒蛇痫。火熬之良。一名龙子衣，一名蛇符，一名龙子单衣，一名弓皮。生川谷及田野。

【点评】蛇蜕为游蛇科动物脱下之表皮膜，称"蛇蜕"。蛇形似龙，但小耳，其蜕下之皮称衣，"一名龙子衣"；符，信物、凭证也，蜕下之皮乃蛇的信物也，"一名蛇符"；单衣，单层、单薄之衣，"一名龙子单衣"；弓，弯曲也，蛇蜕曲折，"一名弓皮"。蛇蜕之功主小儿百二十种惊痫瘛疭，此为风证。一名龙子衣，另有保护小儿免受风邪侵扰之涵义。

蛇蜕、露蜂房均为动物体分泌、排泄之物，只有经过"火熬"才易发挥疗效。"火熬"乃是火焙存性的加工方法。

后人还用蛇蜕治疗障翳、风疹瘑痒不止及喉痹肿痛等疾。

360. 鼍鱼甲

味辛，微温。主心腹癥瘕伏坚积聚寒热，女子崩中，下血五色，小腹阴中相引痛，疮疥死肌。生池泽。

【点评】鼍鱼，鼍科动物扬子鳄也，神农时代常见之动物，后因气候等原因而少见，现代只见于安徽宣城一带。神农选择三种爬行动物之甲壳或鳞片，均有主癥瘕积聚之功，鼍鱼甲还主女子崩中等疾。鼍鱼，性似鱼，居于水中，形似蛇，故称"鼍"也，药用其甲，名"鼍鱼甲"。神农选出鼍鱼之甲用于化瘀、消积、杀虫，后世没有使用记录，至《名医别录》时代就启用另一种带甲的鲮鲤替代，称穿山甲也。由此可见《神农本草经》成书年代距《名医别录》已有一相当长的历史间隔，以致一些药用品种出现了明显的间断与取代。

361. 燕屎

味辛，平。主蛊毒鬼疰。逐不祥邪气，破五癃，利小便。生平谷。

【点评】燕屎，来源于燕科鸟类家燕粪便。鸟类甚多，神农仅选三种：鸱肪、丹雄鸡及燕屎也。燕为人类之客，仅用其遗者。与人亲密者，从中可选出调人体疾病之药物，安全是前提，有效为关键，易获、丰富，可供永久使用是基础。

362. 猬皮

味苦，平。主五痔阴蚀，下血赤白五色，血汁不止，阴肿痛引腰背。酒煮杀之。生川谷、田野

【点评】猬皮，来源于猬科动物刺猬之皮。刺猬为小型兽类，遍体肉刺是其最具特色之处。其运动缓慢，遇到侵害，则蜷曲起来，呈一肉刺之球，用于防御也。肉刺连皮采之为"猬皮"，主五痔阴蚀，下血赤白五色，血汁不止，阴肿痛引腰背。起到活血止血，解毒止痛之功。

363. 天鼠屎　鼺鼠

味辛，寒。主面痈肿，皮肤洗洗时痛，腹中血气。破寒热积聚，除惊悸。一名鼠法，一名石肝。生山谷。

鼺鼠　堕胎，令产易。生平谷。

【点评】天鼠屎为鼯鼠科动物复齿鼯鼠的粪便。头形似鼠而有翅能飞，名"天鼠"；药用其屎，名之"天鼠屎"。"法"，废物也，粪乃天鼠之废物，故"一名鼠法"；鼠屎排在石上，色褐如肝之色，"一名石肝"也。

天鼠，有谓是蝙蝠（伏翼），但神农所选两药却用完全不同的名称；伏翼之粪，今称夜明砂，功在明目，此药功在破积，完全不同。考其功，论其形，当是复齿鼯鼠之粪便，现称"五灵脂"者也，其功活血止痛，化瘀止血，消积解毒，正与天鼠屎之功吻合。

粪类虽秽，但确有功效者，神农也有兼顾，如天鼠屎与燕屎也，此两味均是可飞翔之动物，燕屎逐邪气，破五癃，利小便，而天鼠屎则主面痈肿，腹中血气，寒热积聚也。

364. 牛角䚡　髓

味苦，温。下闭血瘀血疼痛，女子带下下血。

髓 补中，填骨髓。久服增年。

【点评】李时珍曰："牛角䚡，筋之粹，骨之余，䚡又角之精也。"缪希雍曰："牛角䚡，乃角中嫩骨也。苦能泄，温能通行，故主妇人带下及闭血、瘀血疼痛也。"

牛角，雌雄均具，并伴随牛之一生，不再更替，与犀牛接近，印度犀、苏门犀雌雄皆具角，但爪哇犀雌者无角。犀角苦、寒，牛角䚡则苦温。寒则清热解毒之功强，此犀角也；温则下闭血之功显，此牛角䚡也。神农选择角者还有羊类的羚羊和羖羊，它们只有雄性长角；另外还有鹿类，它们雄性虽然具角，但不断更替。从神农选取角类本草看，犀用角，牛用䚡，羚羊、羖羊也用角，鹿则用茸，不同特色，才会有不同功效也。

365. 六畜毛蹄甲

味咸，平。主鬼疰蛊毒寒热，惊痫癫痓狂走。骆驼毛尤良。

【点评】六畜毛蹄甲，蹄甲是药，"六畜"是类别，神农的六畜指人饲养的大型哺乳动物，包括骆驼。"毛"乃描述蹄甲带毛者，新鲜而质优也，非陈腐脱毛之品。本品简称为"蹄甲"，优质者带毛而称"毛蹄甲"，来自人工饲养的家畜，完全的称谓为"六畜毛蹄甲"。"骆驼毛尤良"，是省字也，完整者在"毛"字后应加"蹄甲"二字。"唐本注"云"骆驼毛蹄甲主妇人赤白带下最善"。由此可见古人亦将"毛蹄甲"理解为完整的一种药也。后来有人专用骆驼毛来治病，那是割裂神农经文所致，后代本草运用的牛蹄甲、猪蹄甲、马蹄甲，均是神农的六畜"毛蹄甲"的传承，值得重新发掘。

后　记

完稿后，仍有未尽之言，欲将习经典之心得呈献大家，诚请赐教。

一、是何书，适何人？

《神农本草经》文仅一万三千字，结构严谨，语言精练。经文中虽有点评，恐读者还不易入门，因此稍费时间，篇后再写后记，帮助阅读的朋友从整体了解，然后逐渐进入本草经典之门也。

（一）中华文明始祖

人们常言，"炎黄子孙"。炎帝，神农也。神农留下的书，只有《神农本草经》，医药源头之作。后世奉为四大经典之一，这是医学之幸，药学之幸，炎黄子孙之幸。随着地球村形成，辐射全球，造福人类也。

（二）如何读经书

经者，必须直指原文，明白一点即是提高。若阅读解释经书之作，知识获取速度会快得多，但不一定与经书原旨吻合，一旦偏离，易把阅读者引向歧途！在对《神农本草经》点评时，十分为难，我只是一位仰视神农的小学生，若有言之不当者，误导后人，罪莫大焉！因此，全书点评，只是谈谈自己的一些认识，大家一旦看懂经文后，就必须把我说的抛掉，忘掉，千万不要变成阻碍您提升的障碍！其实，我在读《神农本草经》时，也是此法，悟其理时，头脑中摒除一切后人之说，用清静之心去感受圣者之思想。此法甚灵，三月时间，完成了基原考证和正名，并对神农之理感悟甚多。我在反复阅读探索中，又不断提升，先前认识不断被修正，甚至重新改写。

（三）适何人

《神农本草经》，本草专著，习本草者需之。《神农本草经》又是医药合璧之书，医者更需要也。如开篇"序录"，首论三品，言药之德也；次列药物君臣佐使之宣摄合和，互相配合之不同类型，七情合和之原则，此乃医生用药时，首先把握之准则；其后是五味、四气，药材采造，鉴别，质量，特点及随药性配制剂，这些内容医药者都需掌握；再后疗病察源候机，毒药疗病原则，针对病因用药；针对病位服药及大病之主，均是针对医者所言。其后上、中、下三经，介绍365 味常用本草，均是提供给医者治病所用，叙述精炼，疗效可靠，几千年传承不衰。由此看来，《神农本草经》虽然是本草最原始经书，更是医者之最早经书，难怪有人称之：张仲景《伤寒论》扩商代《伊尹汤液》而成，《伊尹汤液》来自《神农本草经》也。

二、为何不愿读

《神农本草经》是如此重要之经书，阅读者为何如此稀少？我专探本草，前30 年虽购了此书，偶翻一下，无法深入，置之一隅。中医药院校教材中，清代著作温病学被称为经典，而真正第一部经典《神农本草经》却无人光顾，怪事也！

（一）文字关

60 多年来，大多数国人学用均为简化字，白话文，具有标点之文章。当翻阅这类古书，犹如天书，本能拒绝。

（二）句读关

365 味本草之经文，仔细阅读后，发现后人并未明白神农经文层次，检点诸多点校本，无法找到一本句读准确者，这使读者在阅读时定会发生歧义，无法正确理解经文。

（三）识药关

看懂经文，还需认识本草。经文中365 味本草，虽然药味不多，但无图，也无文字介绍形态特征。通过对全书清点，共有90 多味来源不清或不准确。四分之一数目的药物不知何物，即使读懂文字，也会索然无味，无法再下功夫。其实，神农在药名、一名、生态、气味、功效之中潜藏了大量信息，多数由此就能较为准确辨识出种类。可惜神农之后一个相当长历史时期，人们接触自然逐渐减少，本草学者不到自然中识药，只是摘编，如《本草备要》《本草蒙筌》；少数身体力行者，如李时珍、赵学敏并未能形成士人到自然中探本草之学风也。

现代药学工作者，多醉心于物质基础（化学成分）之寻找，实验室是最主要工作场所。人们似乎忘记了，我们祖先是如何发现本草和它们功效的，他们就是在自然之中体悟以获取最本真的数据，记录下来指导中医药几千年的发展！本真之物抛弃之后，另起炉灶，那样冶炼出的产品再也不是传统的中医药了！

（四）识高度

人们常想，社会向前发展，现在肯定比以前进步，将来也一定会超过现在。这种认识实际上是在平面上比较，只有长度，未涉及广度，更谈不上高度。试想《神农本草经》几千年了，当时创立的本草理论已相当完善，可以正确指导临床，365 味本草功效明确可靠，三品分类保证了安全用药，药物资源丰富，易于获取，流传数千年不衰。这么好的一部源头之作，是站在一定的高度上的创作，而后代只是不分三品的药品堆积，很多垃圾埋葬了精华，新理论出现多数是为理论而理论，缺乏广泛基础和真正的指导意义。近代浩浩荡荡的中药大军挺进中药领域，精良的设备，高超的技术，一流的人才，优厚的经费支持，可是拿不出系统的本草理论之巨著，甚至想再发明一种可传承千年的本草或许也是奢望。我们只有认识了《神农本草经》的高度，才会生信，而克服困难去学，去钻研。

（五）炼丹误

《神农本草经》矿物药中，水银、雄黄、雌黄等均有毒，但水银之后有"杀金、银、铜、锡毒；熔化还复为丹，久服神仙不死"；雄黄之后有"炼服之，轻身神仙"；石胆"炼饵服之不老，久服增寿神仙；能化铁为铜成金银"。诸如此类，有十几味矿物药皆有类似记载。今之明眼人一看，就知是错误的糟粕之物，神农之书竟然是这么一派胡言乱语！其他内容再好，也无法看下去了！明眼人应该会明白，以上内容是炼丹士（古代的化学家）之语，而神农时代，根本没有炼丹术，神农教子民用本草疗病，养性，养命，并未拿子民生命开玩笑，用丹药骗人。在秦、汉时期，由于帝王沉迷丹药，炼丹之风盛行，陶弘景是位道士，他整理《神农本草经》时，或许认为"丹药"可长生，成仙，就增加进去了。今天，人们均认识到此类误入内容有碍经典，删之可矣！经整理，共有十几味矿物药，删去此类内容，全书净化了！使《神农本草经》光芒不再受雾霾遮挡。

（六）解迷惑

关于疾病的"鬼疰"，一听到"鬼"，就产生了疑惑，这不是迷信吗？世上哪有鬼呀！换个思维，几千年前的神农，少数病因不明之疾，使用"鬼疰"有何不妥呢？

有些上品之药，有"久服轻身不老，延年"。这也是今人阅读的障碍之一，因生老病死，自然规律，谁能不老？同样，我们把"不老"当形容词看待，通过久服某药，使人减缓衰老，看起来像年轻不老也。

另外，关于服药时间与疾病位置的规定，365 味药的巧合，其中也许有更深的道理，我们未明白之前，千万不要一概否定。

三、阅读破三关

阅读《神农本草经》，先要认准字，读顺句，明组合。

（一）认准字

承传几千年的汉字，近几十年在大陆被简化，原来正常传承的正体被称为是"繁体"，就会使人认为现已变异了的简体在文化传承的历史上占重要地位，而实际传载文化的正体则只是一个"繁体"而已。在这种意识作用下，神农简约的文字，学习时就会产生障碍。随手拾起几个字，大家看看，正体与简体（异化）之间的差距。

1. 藏 古人认为藏（zàng）者藏（cáng）也，因此藏'zàng'府，即用"藏"，而现在异化成肮脏'zāng'的"脏"，纯净的藏府怎么能与"肮脏"的垃圾联系到一起？

2. 腫　"月"旁是"肉"的意思，肉中增加了重量，则为"腫"了。而异化的"肿"，"月"旁加上"中"字，怎么能联想到这就是病态的"腫"呢？

3. 傷　人在自然之中，靠日、月正常运行而生活，一旦日月被蔽，人必受傷也。异化的"伤"，仅是"力"被蔽，何谈"傷"呢？

4. 養　羊靠食物去饲"養"，不给食物，仅有"介"也，能"養"活吗？

5. 關　起着重要防侵略的保护作用，所以"一夫当關，万夫莫开"，为什么？就是關中有卡，试看，關之周围是牢固的"門"，门上有不止一道之栓"丱"，中间还有"丝"网绊之。因此闯關非易也，今之异化之"关"，"天"上二点，不知何义也。

6. 癥　"癥瘕"之"癥"，是癥结之义，读 zhēng，但现被简化为"症"（zhèng），此字有病之义，如症候、急症。症之异体又与證相通，而證又被简化为证，凭据也。此种异化之字，给医学带来了很大的混乱。

7. 氣　与医学有关，正氣靠的是营养，"米"来充盈也，空了，只剩外壳"气"，能长久吗？

8. 風　是春天之象，大地春回，風和日暖，首先昆虫出来活动了，有生气了。把其中"虫"，换上"杀"字的"乂"，原意尽失。

9. 義　羊很善良，如果我们都象羊那样懂"義"气，就好了！曾经有人要宰老山羊，但到处寻找不到屠刀，后来发现，刀被小山羊衔去压在身体之下！现在"义"变成这样，还有"義"吗？

太多，不举例了，大家都去学一点正体字，对学习《神农本草经》一定会大有裨益。

（二）读顺句

现代人，已习惯阅读有标点的书籍，可古籍全是没有标点的。《神农本草经》已有多人给予校注、标点。在标点时，必须明白古人意思，语句结构、层次，才能正确句读。翻阅诸本校注本，竟然找不到一本正确句读者，使我吃惊不小！沉下心来，人们为什么无法正确标点呢？

原来，人们只是就经文标点而标点，没有注意到全经是一体贯通的，以三品为主线，上经之药养命以应天，中经之药养性以应人，下经之药治病以应地。描述其功文字格式，各有不同，如上药必有"久服轻身耐老"；或"久服通神，轻身不老"之类。中药必有"利关节，补中益气"；或"逐血气，伤热火烂，坠胎"之类。下药必有"主五藏身体寒热，风头脑痛，面黚"；或"主蛊毒邪气，鬼疰诸毒"之类结构。这类格式贯穿全经，因此标点，必须清楚文中结构，用句号分开。但诸多校注本均未注意到，造成标点五花八门，举例如下：

现以三味药为例，选择二本注本。标点排列方式：本书标点排第一，杨氏本排第二，张氏本排第三，若三者相同，只出现一个标点。

1. 桑螵蛸

味咸，平。主伤中,；，疝瘕,；，阴痿。；。益精生子,；，女子血闭腰痛,；，通五淋，利小便水道。

该药，杨氏基本上采用分号为主，未能分清"病"与"治"的关系；张氏标点合理。

2. 干地黄

味甘，寒。主折跌，绝筋,；，伤中。；。逐血痹,；，填骨髓，长肌肉。；。作汤除寒热积聚,，。除痹。；，生者尤良。久服轻身不老。

该段杨氏仍未将伤中及长肌肉之后用句号，张氏将作汤后的治疗对象未能一气贯之，而积聚后用句号断开。

3. 大枣

味甘，平。主心腹邪气。，。安中，养脾，助十二经，平胃气，通九窍,，。补少气少津液,，、身中不足，大惊，四肢重,；。和百药。久服轻身长年。

杨氏仍未分清在"主心腹邪气"后应以句号断开，张氏在通九窍、四肢重等内容后，整句未完而用了句号。

从以上三例可见，经文中药物味之后多分三个层次，一为"主"，"主"之后是病症名，没有动宾结构；第二是由动宾结构形成的短句，为另一层结构；第三是"久服"。句读时，第一与第二层易混，大多数作者校注时分不清，句读混乱多在此处。有些作者误认"主"是"治"的避讳，竟将经文中"主"改为"治"，就更添新乱了。对经文整理，还发现有40多条由动宾结构开始，此类不须在前硬行加上"主"字，这次整理，删去了这40多个"主"字，经文更为通顺了。

(三)明组合

经文中有160味药，186句出现寒热、邪气和积聚，"序录"有"下药一百二十五种为佐使，主治病以应地。多毒，不可久服。欲除寒热邪气，破积聚，愈疾者，本下经。"明言"寒热、邪气、积聚"是所有疾病均可能出现的症状，并非独立可分的疾病，因此句读时根据情况，前后连续而成句，如

牡蛎：主伤寒寒热

葱茎：主伤寒寒热出汗

牡丹：主寒热中风

厚朴：主中风伤寒头痛寒热

蜀漆：主疟及咳逆寒热

辛夷：主五藏身体寒热

蟅虫：主心腹寒热洗洗

牛黄：主惊痫寒热

夏枯草：主寒热瘰疬、鼠瘘、头疮

蜚蠊：主血瘀癥瘕寒热

紫石英：主心腹咳逆邪气

酸枣：主心腹寒热邪结气聚

百合：主邪气腹胀心痛

蟹：主胸中邪气热结痛

巴豆：破癥瘕结聚坚积

水蛭：破血瘕积聚无子

甘草：主五藏六府寒热邪气

滑石：荡胃中积聚寒热

玄参：主腹中寒热积聚

紫参：主心腹积聚寒热邪气

从以上可见，理解寒热、邪气积聚在句中作用，是正确标点的基础。

四、三品贯始终

以牡桂与菌桂、薯蓣与草薢、石斛与木兰、败酱与苦菜、栝楼与王瓜、乌头与附子等六对本草为例说明神农重品，本草知品，才能正确运用，本草有品，才会安全。

(一)牡桂与菌桂

牡桂　味辛，温。主上气咳逆，结气，喉痹，吐吸。利关节，补中益气。久服通神，轻身不老。

菌桂　味辛，温。主百病。养精神，和颜色，为诸药先聘通使。久服轻身不老，面生光华，媚好常如童子。

按：牡桂与菌桂皆上品，均来源于肉桂，药分二种，同源而异用也。牡桂"主上气咳逆，结气，喉痹，吐吸"，同时又可"利关节，补中益气，久服通神，轻身不老"，是一味既能祛邪又能补益之药；而菌桂"主百病，养精神，和颜色，为诸药先聘通使。久服轻身不老，面生光华，媚好常如童子"，全为补益之功。肉桂药用，对人体不同作用来自自体之需要，年幼之体处在生长过程中，自身防御之物与生长之精华须同时具备，这正是"牡桂"功效所指，也是张仲景《伤寒论》中桂枝之用也。壮年之体，树皮中储藏丰富，补益之功则更明显，这就是神农菌桂之功，也是现代"肉桂"之用也。

牡桂，来自幼年的肉桂之枝条或枝皮也，幼树未到生育年龄难以见到花果，以雄相称，"牡桂"之名成也；壮年肉桂，生长在南方潮湿树林中，久之树皮表面会附生各种藻菌苔藓，由此而被神农称为"菌桂"也。

(二)薯蓣与萆薢

薯蓣 味甘，温。主伤中。补虚羸，除寒热邪气，补中益气力，长肌肉。久服耳目聪明，轻身不饥，延年。

萆薢 味苦，平。主腰背痛。强骨节，风寒湿周痹，恶疮不瘳，热气。

按：薯蓣上品，萆薢中品。薯蓣科植物我国近50种，草质藤本，有左旋和右旋两种类型(藤由下向上螺旋方向逆时针者为左旋，右旋则反之)。薯蓣有肥大直生块茎，其藤左旋，神农选以补中益气力，长肌肉，使人重归安乐之所也。薯蓣科植物中，有另外一类，藤右旋，根状茎横生而坚硬者，神农选以解决痹痛之疾，称为萆薢。藤右旋还有一类地下呈球状块茎，后人作为"黄药子"药用，用于散结，近年发现具有伤肝之弊。神农从薯蓣科选择了左旋之薯蓣，右旋之萆薢，而未选球状块茎右旋有肝毒之黄药子，这是巧合还是智慧？值得深思。

(三)石斛与木兰

石斛 味甘，平。主伤中。除痹，下气，补五藏虚劳羸瘦，强阴。久服厚肠胃，轻身延年。一名林兰。生山谷。

木兰 味苦，寒。主身大热在皮肤中。去面热赤疱，酒皶，恶风癫疾，阴下痒湿，明耳目。一名林兰。生川谷。

按：石斛上品，木兰下品。石斛属植物，分布北界在秦岭、淮河一线，北界的大别山区，生长一种优质石斛，称为霍山石斛，一直被视为石斛之珍品。它生长在该属植物分布的北部边缘，空气湿度小，只能长于林下的石头上，营养缺乏，肉质茎特别短小，而略扭曲，但味甘，黏液多，嚼之无渣，滋润之力最强，视为珍品。南方种类，生长在常绿林中，湿度大，由石生而到木生，以树皮为基质，营养丰富，植株高大，味变苦，纤维多，黏液少，失去滋润之功，而以清热为主，古人认定石斛乃石上所生，木上者不可用。

石斛，指在亚热带北缘，生长于石头上，滋润能力较强的种类，霍山石斛是首选之种，其形态、功能最为一致，其次尚有细茎石斛，习称铜皮石斛，还有铁皮石斛。后两者只有生于石上才属于"石斛"，若生于木上，则又当另论了。

神农之"木蘭"，原先人们认为，树木之中，花似蘭者，药选木兰科植物木蘭之木或树皮也。神农为使后人不产生误解，补充"一名林蘭"，由此可知该药非木之蘭，而是林中之蘭也，认为是树木之蘭者无法与林蘭相吻合。当与石斛之考互相联系，石斛属为兰科植物，有"石斛蘭"之称。该类植物生于北方石上为"石斛"，生于南方树上称"木蘭"，石斛与木蘭均是生长在林中之蘭，所以两者均有"一名林蘭"之称。

以木为基质，生于亚热带南部的石斛属植物，味则苦也。苦寒之品，以清热为主，"主身大热在皮肤中。去面热赤疱酒皶"，因生树皮上，治"恶风癞疾，阴下痒湿"，又属其功能也。

同为石斛属植物，因生长基质不同，地理分布不同，药性完全不同。由此可见生态是考察药性的重要因素。

生于树上之石斛属植物，个体硕大，缺少滋润物质，茎纤维化，习称"木斛""大黄草"，此类植物有：金钗石斛、马鞭石斛（流苏石斛）、黄草石斛（束花石斛）、美花石斛等，它们与生于石上的石斛性味不同，功效分异，古人已能分辨清楚，今人不该再次制造混乱。

（四）败酱与苦菜

败酱　味苦，平。主暴热火疮赤气，疥瘙，疽痔，马鞍热气。

苦菜　味苦，寒。主五藏邪气，厌谷胃痹。久服安心益气，聪察少卧，轻身耐老。

按：苦菜上品，败酱下品。败酱来源植物，现为黄花败酱和白花败酱。两者之中，以黄花败酱陈败豆酱之气最浓，分布最广，生于山坡、林缘，阳性植物，资源丰富，是败酱优质资源。"白花败酱"，多生长在南方林下沟边湿地，全株光滑无毛，并且冬天基生叶绿色，生于"山陵道旁，冬不死，有游冬之名"。此种在山区普遍作为蔬菜，李时珍《本草纲目》的败酱条中也有记载："南人采嫩者，暴蒸作菜食，味微苦而有陈酱气，故又名苦菜。"此为白花败酱，因其光滑，嫩者味甘滑可口，是蔬中佳肴；而黄花败酱阳生多毛，无法食用。

苦味植物很多，但"苦"可作正常菜食者。"白花败酱"是首选也。白花败酱微苦带甘，它在山区常见，生长繁茂，作为蔬菜，流传甚广，并一直称作"苦菜"。神农之苦菜即白花败酱也。

败酱来源单一，为优质资源黄花败酱。各地惯用品种，苏皖曾用蕲蓂之苗，也有腐败酱味，但与黄花败酱相比，差异明显也；北方有用苦荬菜之类替代，那也只是地方惯用品，非败酱正品，正品败酱只有黄花败酱也。

（五）栝楼根与王瓜

栝楼根　味苦，寒。主消渴，身热烦满，大热。补虚安中，续绝伤。一名地楼。生川谷及山阴地。

王瓜　味苦，寒。主消渴内痹，瘀血月闭，寒热酸疼。益气，愈聋。一名土瓜。生平泽。

按：两者均为中品。栝楼根，指药用部位，该植物单性异株，雄性之根生长过程中不需消耗大量营养去结实，储备充实，栝楼根主要取自雄性栝楼之根，而王瓜则是取自雌性栝楼之果，因此栝楼根与王瓜基原相同，药用部位有别，雌雄不同，各具其功也。

"王"者，大也，野生栝楼科植物，结实最大者莫过于栝楼也，其果一直是常用中药。后人多认为王瓜是栝楼属一种分布狭窄，果实较小的类型，这类植物充其量有栝楼之功，但仅是民间代用之品。神农仅设了365个岗位，怎么能舍去栝楼之实而寻资源少、分布窄、功也不显之物来"上岗"呢？神农选了栝楼根（雄性之根），当然也会选用雌性之果（王瓜）来作药用，因栝楼是单性异株植物，雄性之根和雌性之果均是药用的最佳选择。同种植物，雌雄相配，阴阳相合也。

栝楼根"一名地楼"，王瓜也"一名土瓜"，地、土相对也。

(六)乌头与附子

乌头 味辛，温。主中风，恶风洗洗出汗。除寒湿痹，咳逆上气，破积聚寒热。一名奚毒，一名乌喙。

附子 味辛，温。主风寒咳逆邪气。温中，金创，破癥坚积聚血痕，寒湿踒躄，拘挛膝痛不能行步。

按：两者皆为下品。乌头，云其地下块根黑色似乌鸦之头；其末尖而又似乌鸦之喙，因而有乌头、乌喙之名；"奚"为古代被役使之人，他们所掌握有毒治病之本草，而称之为"奚毒"也。

乌头栽培后发生分化，分为川乌与草乌。川乌乃四川生产附子之母根，草乌则为野生之品，包括母根与子根。神农则无"川乌"与"草乌"之分也。

本草"乌头"药用部位是块根，又称"母根"，它是为地上茎叶花实生长提供营养的仓库，采集季节为早春，祛风、除寒湿、破积聚，而缺乏温中、强健之功能；"附子"又称"子根"，是当年生成的块根，体内贮存丰富，为下年生长提供充足营养，药材坚实，药用有温中之功。功效不同是因为两者生长发育阶段不同，乌头春采，附子秋采物质贮存完成后的坚实之体。

五、本草要归位

《神农本草经》有90多味本草归属不清，本次点评，采用多种方法，破解大半，举例如下。

(一)简单思维难题解

1. 羊桃 味苦，寒。主熛热，身暴赤色，风水积聚，恶疡。除小儿热。

按：桃是人育之水果，羊在山坡可食之"桃"是什么？猕猴桃科猕猴桃也。山区称其为羊桃，"羊"字往往又被写为"阳"，意生长于山之阳。

羊桃广泛分布于黄河以南大部分山区，资源丰富，是一味易采好用之药。

2. 蘗木 味苦，寒。主五藏肠胃中结热，黄疸，肠痔。止泄利，女子漏下赤白，阴伤蚀疮。一名檀桓。生山谷。

按：神农之蘗木，"蘗"者，树木萌蘗丛生状，"木"乃茎木也，合之乃丛生之木也。此特征与小蘗科小蘗属的庐山小蘗、三棵针、安徽小蘗等植物相符，此类为丛生灌木，木质色黄，味苦，有退黄、清热之功，加之周身是刺，有破结而主五藏肠胃中结热。后来由"蘗"转成"蘖"，再去草字头成"檗"，再转成同音字而成"黄柏"。如此一变，就由药用茎木的小蘗科"蘗木"，变成用树皮的芸香科"黄柏"。黄柏虽色黄，味苦寒与蘗木相同，但木、皮有别，刺之有无不同，功效也异。蘗木有木有皮上下通达，加之刺之破结，功优于黄柏仅用皮也。

"一名檀桓"。"亶"，多谷也，小蘗花繁子茂，正合其义；"亘"，连绵不断也，小蘗地下分蘗繁殖，互相连接，山区作绿篱防牲畜也。亶亘两字各加"木"旁，即成"檀桓"。从"一名檀桓"，更清楚表明神农所用蘗木即小蘗科小蘗属植物也。

3. 酸酱 实 味酸，平。主热烦满。定志益气，利水道。一名醋酱。

实 产难，吞立产。

按："酱"乃常用之食品，民间多为自制。酱作为烹调的辅料，有甘香之气味。在制作时操作不慎，会有酸败之变，神农用人们熟悉的食品来命名中药，可谓用心良苦！

"酸酱"之名，取自制酱过程中出现酸败现象，味已酸变，不再是"甘"也，此药"主热烦满，定志益气，利水道"。

陶弘景认为酸酱是茄科的挂金灯，神农之"酸酱"味酸，而挂金灯除果实成熟时甘味外，根、茎、叶皆苦，味不同也。酸酱之"主热烦满，定志益气，利水道"，挂金灯无此功效也；酸酱之实治产难，吞立产，从《神农本草经》记载以来，挂金灯之果从没有如此治验之病例。挂金灯与神农所选的酸酱味异，功效不同，怎么能是同一物呢？其实《证类本草》已引用唐代《千金方》治妇人赤白带下，用的是三叶酸草；《灵苑方》治卒患诸淋，遗沥不止，小便赤涩疼痛，用的也是三叶酸浆草。这才是真正的酸酱，现代称为酢浆草。

4. 蛇含 味苦，微寒。主惊痫寒热邪气。除热，金创疽痔，鼠瘘恶疮，头疡。一名蛇衔。

按："蛇衔"即蛇含之草也。该药主名为"蛇含"，一名"蛇衔"。

蛇含，有去邪气，除热，治疮之功。来源于蔷薇科植物蛇莓。"蛇莓"之名，以果命名，"蛇含"之名以环境命名。《名医别录》不明，将原名蛇含者又冠以"蛇莓"之名。后世因《名医别录》所制造的混乱，而再度寻找神农所称蛇含之对应植物，无奈之下，只能将"蛇含"之名安于"蛇包五匹风"（《植物名实图考》），植物学上称"蛇含委陵菜"。

从《证类本草》中查到，当时收录的蛇莓汁，"大寒。主胸腹大热不止"；《食疗》方："主胸胃热气"；《肘后方》："治毒攻手足肿痛"；《伤寒类要》："治天行热甚，口舌生疮"。这些治疗功效皆符合"蛇含"之功。后代关于蛇莓之功更多而广泛，其效也更加有特色。

从资源来看，蛇含委陵菜只有零星分布，不易形成药材，而蛇莓分布广，繁殖快，甚至冬天也能耐寒而有鲜品可用。神农所用"蛇含"是现称之"蛇莓"，非"蛇含委陵菜"。

5. 酸枣 味酸，平。主心腹寒热邪结气聚，四肢酸疼湿痹。久服安五藏，轻身延年。

按：神农选择两种枣类果实，一为大枣，味甘；一为酸枣，味酸。两者均主心腹邪气，大枣可安中养脾；酸枣则治四肢酸疼湿痹。一理人体之中轴，大枣也；一疏人体之外周，酸枣也。后世改酸枣为酸枣仁，味变为甘，功亦变为：宁心安神，养肝敛汗。神农所云酸枣的主心腹寒热邪结气聚，四肢酸疼湿痹之功全不见了。此乃本草药用部位变化又一例也。

6. 木香 味辛，温。主邪气。辟毒疫温鬼，强志，主淋露。久服不梦寤魇寐。

按：神农命名"木香"，是木之有特殊香气者，即后代运用之"沉香"，辛香而温的药物，驱邪气之功显，避毒疫温鬼之力见，有强志之能。后世将木香转为草之根，先称"广木香"再称"云木香"，更有以"川木香""土木香"等代之。此类品种为后代增添之药，非神农所用木香，它们可以用其他名称，如"云木香"，但不可直称"木香"而与神农之药混淆。

7. 苦瓠 味苦，寒。主大水，面目四肢浮肿。下水，令人吐。

按：《新修本草》曰："瓠味皆甜，时有苦者，而似越瓜，长者尺余，头尾相似"，可见，古人已有甜瓠、苦瓠之别。神农所用之"苦瓠"，即瓠之苦者，因其选药、命名均最直接，从不转弯抹角。后人有认为苦瓠为葫芦者，须知葫芦味甘，而苦瓠味苦也，只有苦寒，才有"下水，令人吐"之功也。苦瓠药源方便，采摘时，尝之味苦而不能食用者，正合药用，一举两得也。苦味之瓠，本无此种，乃瓠在生长过程中受到伤害而产生的防御之物。民间经验，瓠藤蔓之端被人踩伤，结瓠往往味苦也。与木香(沉香)受刺激后结香道理相同。

8. 蓬蘽 味酸，平。安五藏，益精气，长阴令坚，强志倍力，有子。久服轻身不老。

按：蓬蘽，"蓬"言其枝叶繁茂，该种植株通过地下茎蔓延成片，生长极其茂盛；"蘽"字上草下木，中有累累之物充之，该物茎直立，基部木质，上部草状，中有累累之果，故称"蘽"也。蓬蘽分布广泛、资源丰富，结实率高，植株低矮，采集方便。

9. 枸杞 味苦，寒。主五内邪气，热中消渴，周痹。久服坚筋骨，轻身不老。一名杞根，一名地骨。

按：李时珍曰"此物棘如枸之刺，茎如杞之条，故兼名之"枸杞。神农用根，一名杞根、地骨也。今之用药，果名"枸杞子"，以植物宁夏枸杞为主，根皮名"地骨皮"，以植物枸杞为主。两药之味一甘、一苦，两药之功一补一清也。

10. 马矢蒿　味苦，平。主寒热鬼疰，中风，湿痹，女子带下病，无子。一名马屎蒿。

按：主名"马矢蒿"与"一名马屎蒿"，互相对应均言此草之生长环境。在广袤草原上，此草在马常食草之处多见，伴马粪而生长，因而名之，两名一雅一俗。在传承过程中，将"矢"字讹为"先"字，导致现代诸多文献皆称"马先蒿"，现回归原貌，恢复本义。

11. 蘭草　味辛，平。利水道，杀蛊毒，辟不祥。久服益气，轻身不老，通神明。

按："阑"有稀、散之义，蘭生幽谷阴地，散在分布，药用其草，称为"蘭草"，山民亦称"蘭草"也。"蘭花"者，赏花人之称谓也。

"蘭"前加字，如马蘭、佩蘭、泽蘭、林蘭等皆非蘭，而是他物也。"蘭"后加草、花、根等则指其药用部位也。如蘭花、辛平，调气和中，止咳明目；蘭叶，辛微寒，清热止咳，凉血止血，利湿解毒；蘭根，辛微寒，润肺止咳，清热利湿，活血止血，解毒杀虫；蘭实明目补中。此类功效与神农之蘭草之功相近也。神农之蘭草，即今通称之兰科植物蘭草也。后人将菊科佩蘭误认为是蘭草，其功解暑化湿，辟秽和中，与神农蘭草不相同也。

另有张山雷《本草正义》引徐安甫之论，颇有见地，可参阅上经109条。

12. 藕实茎　味甘，平。补中，养神，益气力，除百疾。久服轻身耐老，不饥延年。

按：神农命名本草重于用，称"藕"，不称"莲"。藕作为药用最具特色的部位为水下泥中茎，通称为藕。用"实"描述藕在水下泥土中埋藏的茎，"实"有肥大、肉质之义。

藕之实茎，生于水中，长于夏季，冬天休眠水下土中。甘平能补，主补中，养神，益气力，除百病。适于食疗，久服则轻身耐老，不饥延年。

13. 独活 味苦，平。主风寒所击，金创。止痛，贲豚，痫痓，女子疝瘕。久服轻身耐老。一名羌活。

按：《神农本草经》的"独活"，"一名羌活"，本为一物，后分"独活"与"羌活"两种。究其因，在"独活"条下有羌活一名。其实正名"独活"是言其效，通过该药治疗，可救活病人，即为"独活"也。非《别录》所云："此草得风不摇，无风自动"之"独自活动"。"一名羌活"则指产地。"正名"言效，"一名"言地也。后人不知，分为两种，把本为来自羌地最优独活说成"羌活"，而又另寻"独活"。明代李时珍记载了蜀中的"大独活"，类桔梗而大，气味亦不与羌活同类，用之微寒而少效，这类独活乃为伞形科植物重齿毛当归及毛当归。神农所用独活来源于伞形科植物羌活或宽叶羌活，现称羌活；而现称独活者，是后人误解了神农之意，又找出的另一类药物，神农的"独活"所指即"羌活"，后来"独活"与神农"独活"无关，应注意辨别使用。

（二）生态习性帮大忙

1. 石长生 味咸，微寒。主寒热恶疮大热。辟鬼气不祥。一名丹草。

按："石长生"之名，云其生于石上而为长生之草。此药自神农记载之后，未能确认何物。现经考证，应为蕨类植物"凤尾草"，该植物生于潮湿阴暗的井壁、石缝之中，四季常青，所以神农命名为"石长生"。"一名丹草"，"丹"之本义指丹沙，转义则为"忠实、赤诚"。凤尾草常年生于井壁之内石缝之中，似丹井之草，忠诚守护也，"丹草"之名由此而来。

2. 药实根 味辛，温。主邪气诸痹疼酸。续绝伤，补骨髓。一名连木。生山谷。

按："药实根"，神农选出，后代失传，不知何物。付利方从"一名连木"受到启发，由此可知该药生于树上，"连"有两义，一为与树连接，为附生，非寄生也；二为本身互相连在一起。这种特色明显的形态与习性与唐代甄权《药性论》中"骨碎补"相近。再观骨碎补的药性，味苦(《得配本草》谓"辛、苦。")，性温。补肾强骨，活血止痛。主治肾虚腰痛，足膝痿弱，跌打损伤等。这些与"药实根"的药性"味辛、温。主邪气诸痹疼酸。续绝伤，补骨髓"几乎一致。连在树上之实根(肥厚肉质的根)使病去人乐也，此为"乐实根"，"乐"加草头，即神农的"药实根"也。

3. 淮木 味苦，平。主久咳上气，伤中虚羸，女子阴蚀，漏下赤白沃。一名百岁城中木。生山谷。

按：淮为水名，起源于河南桐柏山区，流经安徽，至江苏注入洪泽湖。在淮之区域内的河南、安徽，所见特色之树木，称之"淮木"，此树往往被植于人居住之地，因树大年久，又称"百岁城中木"。符合淮木之特定分布区域，树龄之长，人们常喜栽在城中之习俗，颇与银杏相合，在河南桐柏山，安徽大别山有众多银杏树，古老村落、庙宇、城中均随处可见古银杏树。银杏药用之功与淮木非常吻合。淮木乃中国孑遗植物银杏，药用种子和叶。

4. 王孙 味苦，平。主五藏邪气，寒湿痹，四肢疼酸，膝冷痛。

按："王孙"，自神农之后，其名无人能释，其物亦难辨识。有认为是重楼属巴山重楼、四叶重楼者，因缺乏资源，未见使用记载，而且功效也不类同。

"王孙"一词，直指其义理解，"王"者华贵之象，王族子"孙"，人丁兴旺也。以植物论之，三白草可以匹配也。三白草生于池泽之畔，株型高大，叶片大而光亮，至花期，上部叶片变白而华丽；地下有似藕之根状茎，繁殖迅速，生长成群，"子孙"兴旺也。此乃植物之"王孙"。清代吴其濬《植物名实图考》记载："王孙，今江西谓之百节藕(即三白草)，以治虚劳，俚医犹有呼其王孙者。"这是第一位经民间发掘出"王孙"者，神农之功臣也。

王孙生于水畔而具利水除湿，清热解毒之功。"主五藏邪气，寒湿痹，四肢酸痛，膝冷痛"顺理成章也。

5. 鹿藿 味苦，平。主蛊毒，女子腰腹痛不乐，肠痈，瘰疬，疡气。

按："藿"，犹苗也，小豆的叶及苗也。鹿食的早春林下似豆叶之苗，"延胡索"也。延胡索，早春先他物而生，茂盛幼嫩，连片而生，正是活动在林中草食动物春天采食的好场所和好食物。功能活血散瘀，行气止痛。主治胸痹心痛，脘腹疼痛，腰痛，疝气痛，痛经，经闭，癥痕，产后瘀滞腹痛、跌打损伤等。与鹿藿之功近似也。综观之，鹿藿乃常用本草延胡索也。

6. 青琅玕 味辛，平。主身痒，火疮，痈伤，疥瘙，死肌。一名石珠。

按：青琅玕，其功有三，清热则可治身痒，火疮疥瘙；解毒则主痈疡；敛疮能治死肌。此与景天科的瓦松之功近之。瓦松有凉血止血，清热解毒，收湿敛疮之功，用于血痢、便血，痔血，疔疮痈肿，疮口久不愈合。

瓦松生于贫瘠的山岗石上或屋瓦之上，初期形似球珠，与青琅玕之"一名石珠"相吻合。基生叶展开如莲座，后期抽茎开花，灰绿之茎长于石与屋瓦之上正是"青琅玕"之态也。

7. 屈草 味苦，微寒。主胸胁下痛，邪气肠间寒热，阴痹。久服轻身益气耐老。生川泽。

按：此草之名称"屈"，有"弯曲""委屈"之义；其味苦，微寒，主胸胁下痛，邪气肠间寒热，阴痹；生态为川泽。名称、生态，结合功效，知其生于卑湿环境，是多年生草本植物，药用弯曲之根。在此境之中，有一种常用药物虎杖，它喜生于山涧溪旁阴处，其根（包括根状茎）盘亘曲折，其味酸、苦、寒，有活血散瘀，祛风通络之功。生态、形态、性味、功能与屈草相比，颇为相似。因而考证古之屈草，今常用药物虎杖也。

8. 蔓椒 味苦，温。主风寒湿痹历节疼。除四肢厥气，膝痛。一名家椒。生川谷及丘冢间。

按：蔓生而有椒之辣味也，称为"蔓椒"。主风寒湿痹历节疼，除四肢厥气，膝痛。即祛风除湿，通络止痛之药也。自唐代开始普遍使用的"威灵仙"，属于毛茛科铁线莲属植物，其茎蔓生，其叶辣而似椒；其味辛、咸，微苦，性温；其功祛风湿，通经络，用于风湿痹痛，肢体麻木、筋脉拘挛，屈伸不利；其生态也是川谷及丘冢间。由上观之，形、味、性、功、能及生态均为一致，"蔓椒"即常用本草"威灵仙"也。

9. 别羁　味苦，微温。主风寒湿痹，身重四肢疼酸，寒邪历节痛。

按语："别"，扭，转也，藤本之态；"羁"，同羁，约束，牵制也。满地木质藤本扭转蔓延，人畜在其间行走则受牵制；其功主风寒湿痹，身重四肢疼酸，寒邪历节痛，正是忍冬之形、态及功也。忍冬，可以忍耐冬天之寒冷而常绿，药用其藤。《别录》谓："主寒热身肿"；《履巉岩本草》："治筋骨疼痛"；《本草纲目》："一切风湿及诸肿毒……"。由是观之，忍冬科植物忍冬之藤叶，正是神农所选之别羁也。

（三）结合药性才显真

1. 女菀　味辛，温。主风寒洗洗，霍乱，泄利，肠鸣上下无常处，惊痫寒热百疾。

按：女，结子多也，菀，茂也，合称"女菀"。其味辛，温，主风寒洗洗，霍乱泄利，肠鸣上下无常处，惊痫寒热百疾。与此形态、性味及功效符合之药，唇形科"藿香"也，它生长茂盛，结实多而密，味辛，性微温。祛暑解表，可治风寒洗洗；化湿和胃，可疗霍乱泄利，肠鸣上下无常处。合而观之，藿香即古之女菀也。

2. 防葵　味辛，寒。主疝瘕，肠泄，膀胱热结溺不下，咳逆，温疟，癫痫，惊邪狂走。久服坚骨髓，益气轻身。一名梨盖。

按：神农上品之药，基原至今不明。今考"防葵"之名，"防"有"遮蔽"之义，"葵"去草头为"癸"，"揆度"也，合而言之，"生长茂盛之草遮蔽而无法揆度地面也"，这正是大戟科植物"地锦草"生长之状态。地锦，地之锦也，生长茂盛，铺于地面，有铺地锦、铺地红、花被单、被单草诸名称。防葵，"一名梨盖"，"梨"通"黎"，"众多"之义，"盖"，泛指白茅编的覆盖物，合言也是众草覆盖地面之义，是补充说明"防葵"之名也，均与地锦相合。

观其药性，地锦草，味辛平，主治痢疾、泄泻，小儿伤食泄泻和疳积羸弱，利小便，尿路感染，这与防葵"味辛，寒。主疝瘕，肠泄，膀胱热结溺不下"十分接近。另外，地锦草还能清热解毒，利湿退黄，活血止血，治黄疸，咯血，吐血，乳汁不下，跌打肿痛及热毒疮疖；地锦草分布广泛，资源丰富，一直是民间常用的方便有效之药，考为防葵，是再度启用一味久已埋没之神农上品良药也。

3. 女青　味辛，平。主蛊毒。逐邪恶气，杀鬼温疟，辟不祥。一名雀瓢。

按：女青，为萝藦科植物地梢瓜，生于田野中，全株有白色乳汁，藤蔓细，叶窄长，《新修本草》曰："此草即雀瓢也，子似瓢形，大如枣许，故名雀瓢"。

女青，在民间，人们用其全草晒干作为茶饮，可治感冒，咽喉肿痛。还认为有清虚热，益气生津，下乳作用。神农用其"主蛊毒，逐邪恶气，杀鬼温疟，辟不祥"也。

4. 白英　味甘，寒。主寒热八疸，消渴。补中益气。久服轻身延年。一名穀菜。

按：构树之雄花序春天先叶萌出，密被白色绒毛，正谓"白英"也，采之可食。构树又名穀树、楮树，构树木中白汁如乳，楚人呼乳为穀，构之嫩芽及花序采之可食，因而"一名穀菜"也。药用其实，味甘、寒。主寒热八疸，消渴，补中益气。"白英"曾被误认为是茄科草质藤本白毛藤，此物味苦，有小毒，只有清热解毒，利湿消肿之功，没有补中益气之能，非神农之白英。神农之白英，即今之楮实子也。

5. 白蒿 味甘，平。主五藏邪气，风寒湿痹。补中益气，长毛发令黑，疗心悬，少食常饥。久服轻身，耳目聪明，不老。

按：本品色白，蒿状；但味甘，平，主五藏邪气，风寒湿痹，可补中益气。该品形似蒿而功非蒿类之属也。菊科的鼠曲草，秋冬出土，早春生长，至夏枯死。生田园下湿之处，高尺余，叶有白毛，折之有绵似艾，且柔韧，民间采茎叶和米粉，捣作粑果食用，甘香可口。此草民间也有称作蒿者，如清明蒿、黄蒿均是其别名。其药用，味甘，平。能治风湿痹痛；调中益气；劳嗽，壅滞胸肠痞满；脾虚浮肿。观其形，验其功，"鼠曲草"应是神农之"白蒿"也。

6. 天鼠屎 味辛，寒。主面痈肿，皮肤洗洗时痛，腹中血气。破寒热积聚，除惊悸。一名鼠法，一名石肝。

按：头形似鼠而有翅能飞，名"天鼠"；药用其屎，名之"天鼠屎"。"法"，废物也，粪乃天鼠之废物，故"一名鼠法"；鼠屎排在石上，色褐如肝之色，"一名石肝"也。

天鼠，有谓是蝙蝠（伏翼），但神农所选两药却用完全不同的名称；伏翼之粪，今称夜明砂，功在明目，此药功在破积，完全不同。考其功，论其形，当是复齿鼯鼠之粪便，现称"五灵脂"者也，其功活血止痛，化瘀止血，消积解毒，正与天鼠屎之功吻合。

7. 百棘 味辛，寒。主心腹痛，痈肿。溃脓，止痛。

按：皂荚之棘针，分枝多而坚硬，尖锐而长大，植物中少见，神农命名为百棘也，药用破溃力强而能止痛。传承中，丢了"百"字上面一横，遂成"白"字，导致几千年该药失传，后代医家不得不将百棘重新命名为"皂刺"或"天丁"。今补上，使失传之药古今连成一体。

8. 耆实 味苦，平。益气，充肌肤，明目聪慧，先知。久服不饥，不老轻身。

按：本书改原名"蓍实"为"耆实"，本草的草类往往被冠以草字头也。"耆"加草字头则为"蓍"，"蓍实"，多被认为蓍草之实。蓍草是菊科植物，具头状花序，头状花序结实后，有总苞与冠毛，松散飘逸，果实细小，难以收集，难以形成药材。历代虽然定位在蓍草之实，一无药材供应，二无医生应用，因而几千年不见临床数据。"蓍草"作为民间药物以全草药用，全草已包括果实，果实之功在全草之中，蓍草解毒利湿，活血止痛，用于乳蛾咽痛，泄泻痢疾，肠痈腹痛，热淋涩痛，湿热带下，蛇虫咬伤，这些功效与神农描述的"蓍实"功效完全不同。

以"耆"释之，"耆"，老者，六十岁以上的老人称"耆"。黄耆是神农选的一种药物，若它的果实种子也被选用，就成了"耆实"了。与黄耆同属的背扁黄耆之实，宋代就被选用，后被称为"沙苑蒺藜"或"沙苑子"而成为常用本草品种。它的药性为："味甘，微苦，温。补肾固精，益肝明目。主治肝肾不足，腰痛膝软，遗精早泄，小便频数，耳鸣眩晕，眼目昏花"。此功此效与神农所载耆实颇为接近。

耆实，应为神农的正名，并选用黄耆或近缘种之实入药，后世失传，到了宋代又重新发现近缘的背扁黄耆种子功效独特而被利用，成为一种常用中药。

六、名正言才顺

《神农本草经》的本草名称有正名、一名。在名称中蕴藏丰富的信息，通过探索神农之命名，有助于发现奥秘，增加兴趣，读懂经文，明白药性也。

（一）本草并非全固态，钟乳、玉泉本是液

1. 玉泉　味甘，平。主五藏百病。柔筋强骨，安魂魄，长肌肉，益气。久服耐寒暑，不饥渴，不老神仙。人临死服五斤，死三年色不变。一名玉醴。

按：玉泉，尚志钧先生认为："《名医别录》云：玉泉，生蓝田山谷。这就提示，玉泉似是产玉处山谷的泉水。"神农选择玉泉，与石钟乳一样，乃是液态之本草，后人皆固化在固态之本草上，擅改玉泉为玉屑，由液变固，其原也变了。用其液，才可能有神农所示之功，用其石，连服用也成了问题，何以谈功？尤其是久服耐寒暑，不饥渴，

如何做到？更何况人临死服五斤？服五斤水有可能，服五斤石头，没有可能，一字错解，几千载失误，反致后学对《神农本草经》产生诸多疑惑，甚至欲弃之而后快。正是由于后人误读、误释、误解，导致后代学岐黄者，避而不学《神农本草经》的荒唐之事。

在黄山考察，发现盛产玉石之处，确有泉水渗出，其泉与他处不同。黄山中心为花岗岩地貌，花岗岩山体从地球深处崛起必与周边产生强烈的摩擦，因而形成玉石和温泉，并有涓涓玉泉长流不息，这就是本草之源也。

2. 石钟乳　味甘，温。主咳逆上气。明目，益精，安五藏，通百节，利九窍，下乳汁。一名留公乳。

按：钟，悬挂之器也，以石为钟，云其形也，石钟之乳，才是"石钟乳"也，由此名可知，此物是液态，而非固体。一名留公乳，"留"有保留，伺候之义，"公"乃对长者尊称，合而为伺候尊长之乳。其味"甘"，与同类之孔公孽、殷孽之"辛"截然不同，故知药用是流下之液也。味甘，才有益精、安五藏之功，而同类之物孔公孽、殷孽则无此功也。

后人将"石"字置后，就成了固态的钟乳石了。字序一变，序乱一切随之而变，其甘补之功也就不复存在！后世例方只用"钟乳石"，而无石钟乳应用之例。

知此药为液态本草，可启发后人，神农选药，不全是固态，也有液体之药，石钟乳、玉泉、水银等是也。

（二）天上参商见面难，地上参商药性反

1. 人参　味甘，微寒。补五藏，安精神，定魂魄，止惊悸，除邪气，明目，开心益智。久服轻身延年。一名人衔，一名鬼盖。

2. 商陆　味辛，平。主水胀，疝瘕，痹。熨除痈肿，杀鬼精物。一名葛根，一名夜呼。

按：参类，神农共选六种：人参、丹参、沙参、苦参、玄参、紫参。除人参"味甘"，其他五参均味苦。味甘之人参主补五藏，而其他五参均以主心腹邪气、癥瘕积聚为主，人参也有除邪气之功。由此观之，神农所用之"参"，以通为补也，并且均是寒与微寒之品，兼有益肺气（沙参）、补肾气（玄参）、补中（苦参）、益气（丹参）之功。它们均是根类，根为植物自己的贮藏部位，只有紫参无补之功，因药用部位是根状茎，每年不断更新，没有较长时间的储备物质。

神农为什么以"参"命名六种药物？后来发现"参"与天上星宿相关。天上二十八星宿，参、商二星，在天穹中一西一东，从来没有机会见面。神农巧妙地运用"参"来命名具有滋补人体的六种药物，而用"商"来命名另一类具有峻下逐水的泻药商陆。攻补是功效相反的两类药物，犹如二星，参商互不相见也。

（三）神农命名助辨识，误当药材混乱生

1. 通草 味辛，平。去恶虫，除脾胃寒热，通利九窍血脉关节，令人不忘。一名附支。

按："通草"之名言其功，能去恶虫，除脾胃寒热，通利九窍血脉关节，令人不忘，皆通之功也；"一名附支"，言其状态，此物为藤，自己不能直立，附于他物支撑而长，因曰"附支"。

后人将"通草"改为"木通"，李时珍曰："有细细孔，两头皆通，故名通草，即今所谓之木通也"。要知，神农之通草是以功名之，通草茎之细孔并不明显；李时珍释名时却将药材之特性作为命名之依据，导致后来的混乱。清末直至 20 世纪末，人们以东北所产的东北马兜铃作为木通药用，因其茎的细孔更明显，并以地而名为"关木通"，称为道地药材流行全国。后来发现有强烈的肾毒，而被迫淘汰。由于对通草名称理解错误，导致药物误用，并由此付出众多的生命代价！这段惨痛历史教训应永久牢记！

2. 白头翁 味苦，温。主温疟狂易寒热，癥瘕积聚瘿气。逐血，止痛，金创。一名野丈人，一名胡王使者。

按：白头翁的名称，正如《新修本草》所云："其叶似芍药而大，抽一茎，茎头一花，紫色，似木槿花。实大者如鸡子，白毛寸余，皆

披下，似毒蠹头，正似白头老翁，故名焉"。神农命名本草是帮助人们正确识别利用，因此所用特征多是原植物、原动物最显著而易于辨别的形状，所以白头翁之名是对其果序如满头披散白发的白头老翁，这种形态，植物界十分罕见，以此命名，其他植物无法混入。一名野丈人，一名胡王使者，均指头上有白发的老者或头上戴有白色皮毛的帽饰形态。

陶弘景未明神农命名之意，误以药材之根来理解，云白头翁："近根处如白茸状，似人白头"。这一误解给后世白头翁应用带来一片混乱，成为本草中伪品最多的药材，因为有很多植物根处有白茸，历史上不同地区人们选择不同的带白茸的根当"白头翁"药用，如毛茛科野棉花、大火草、秋牡丹、打破碗花花、草玉梅、二歧银莲花；蔷薇科委陵菜、翻白草、银叶委陵菜；菊科祁州漏芦，兔耳风、珠光香青、火绒草、鼠曲草、羊耳菊；石竹科白鼓丁；唇形科筋骨草等均因为药材有白色毛茸而被不同地区当作白头翁应用。由此可见对本草探索要慎重，否则会制造不该有的混乱，影响本草声誉，影响治病疗效，甚至草菅人命也。

3. 菖蒲 味辛，温。主风寒湿痹，咳逆上气。开心孔，补五藏，通九窍，明耳目，出音声。久服轻身不忘，不迷惑，延年。一名昌阳。生池泽。

按：《名医别录》描述菖蒲的药材"一寸九节者良"，指的是石菖蒲根状茎节间短缩而密，是质优之药材。后人不明其理，误用毛茛科植物阿尔泰银莲花根状茎，称之"九节菖蒲"混入药材市场，不明究底之医者竟以此为优。其实这种植物与菖蒲气味功能全不相同，纯属伪品，必须清除！该误源自《药物出产辨》，著书立说不能不慎也！

(四)本草药性存自身，探明习性明真性

1. 颜色

(1)**丹参**：味苦，微寒。主心腹邪气，肠鸣幽幽如走水，寒热积聚。破癥除瘕，止烦满，益气。一名郄蝉草。

按：丹参，是在六参（丹参、紫参、玄参、苦参、沙参、人参）中以色命名者。"丹"乃"赤"也，该药之根挖起时，色鲜红，在自然界难以找到如此色彩鲜艳红色之物，以此为名，千年万年均能准确识别！在加工干燥过程中，其色逐渐变暗，药材有称为"紫丹参"者，但神农命名的是植物，而非干燥的药材，这种命名有利于准确识别。

丹参，以破癥瘕、益气为特长，攻补兼备，因而后人誉之："一味丹参，功同四物"。

（2）**紫草**：味苦，寒。主心腹邪气，五疸。补中益气，利九窍，通水道。一名紫丹。

按：此草根紫，可以染紫，称为紫草；一名紫丹，也为色紫兼红而得名。

紫草科植物紫草是传统的种类；近年在内蒙古和新疆地区发现另一属植物软紫草和黄花软紫草，功效相似，现已广泛应用于临床，传统的紫草已少见运用。

（3）**磁石**：味辛，寒。主周痹，风湿肢节中痛，不可持物，洗洗酸消。除大热烦满及耳聋。一名玄石。

按：此石"一名玄石"，玄是黑也；兹者，双玄相并，言黑之深也，加"石"旁，即"磁石"也。

（4）**黄连**：味苦，寒。主热气目痛，眦伤泣出。明目，肠澼，腹痛下利，妇人阴中肿痛。久服令人不忘。一名王连。

按：黄连，李时珍释为"其根连珠而色黄，故名"。黄连生于阴坡林下湿地，早春开黄花，耐寒而常绿。有清湿热之功，主热气目痛，肠澼，腹痛下利，妇人阴中肿痛。

黄连从东到西均有分布，生于东部宣州者称宣黄连，曾是唐宋著名道地药材，生于鄂川为川黄连，再往西南，雅连、云连出现。其盛衰在于资源状态，近年川连栽培成功，人们只知川连而不知其他种类矣。

（5）**白及**：味苦，平。主痈肿恶疮败疽，伤阴死肌，胃中邪气，贼风鬼击，痱缓不收。一名甘根，一名连及草。

按：李时珍曰："其根色白，连及而生，故曰白及"，一名连及草也。白及之根，色白如玉，光莹而半透明，能除痛苦之疾，病去而乐，称之"甘根"，以誉其功也。

（6）**紫芝**：味甘，温。主耳聋。利关节，保神益精，坚筋骨，好颜色。久服轻身不老，延年。一名木芝。

按语："灵芝"是一类真菌植物的统称，包括《神农本草经》中的赤芝、紫芝。这些真菌形态奇特，整体呈如意之形，柄与菌盖的上面均呈漆样光泽，或赤，或紫，或黑，或黄，鲜艳夺目。

2. 气味

（1）**腐婢**：味辛，平。主痎疟寒热邪气，泄利，阴不起，病酒头痛。

按："腐婢"之名，用人喻之。"婢"，女之卑者也，女人本已纤弱，卑女则更为显著。马鞭草科植物豆腐柴，生于荒山野岭，名之为"柴"而非"树"，乃是纤细小灌木也，茎枝多曲，甘当矮弱之"柴"，此等身份如"婢"者也。其叶有特殊"腐"气，山民喜采集加工成绿色"豆腐"，为夏天解暑的特殊菜肴。豆腐柴之形似"婢"，其气带"腐"，此物乃神农之"腐婢"也。味辛，平。能清热，而具主痎疟寒热邪气之功。

（2）**辛夷**：味辛，温。主五藏身体寒热，风头脑痛，面䵟。久服下气，轻身明目，增年耐老。一名侯桃。

按：辛夷药用花蕾，特色有三。花蕾孕育周期漫长，五月孕育，次年三月开花，足有十个月时间，这是植物界罕见的现象，一也。

孕育期间，花蕾不断积累辛香之气味，外有层层花被鳞片保护而不散失，气味浓郁，二也。

冬季来临，树叶落尽，枝头却布满毛茸茸的花蕾，形似小桃，等待春季转暖应候而开放也，花蕾之耐寒能力强，三也。

辛夷之功，主五藏身体寒热，一也；风头脑动，二也；面䵟，三也。另外久服还可下气，轻身明目，增年耐老。

神农慧目独具，万中选一，将辛夷列入本草，后人又逐渐将基原定在白玉兰、望春花和武当玉兰等优质种类上，药农严格把握物候，在二月中下旬抓紧采集储藏最丰富的花蕾，并采用阴干之法，保持香味不散失，以确保质量。此药神农选中，后人不断优选基原，药农把握物候、采集和加工，使辛夷呈现最佳状态。

特殊之物，特殊之性，必有特殊之功。神农云其三，今人主用通鼻窍之功，他功尽失也！

（3）**白鲜**：味苦，寒。主头风，黄疸，咳逆，淋沥，女子阴中肿痛，湿痹死肌不可屈伸起止行步。

按："鲜"由"鱼""羊"相合，两者肉味鲜美，但其嗅却腥膻难闻。本草名"鲜"，隐其不良之嗅气，扬其"鲜美"之功用也。根皮色白，嗅如鱼、羊，而称"白鲜"。鱼、羊嗅气浓烈，也是动物自身防御微生物等侵害之措施，白鲜也有此嗅，祛风止痒，解毒燥湿之功显矣。

（4）**细辛**：味辛，温。主咳逆，头痛脑动，百节拘挛，风湿痹痛，死肌。久服明目，利九窍，轻身长年。

按：由细辛之名，知其根细而辛，尝过细辛者会留下难忘印象，辣、麻、凉之味浓烈，经久难散。掌握药名信息，可知质量和功效特点。天下之草，可能再也找不出超过细辛之细兼辛者。细辛之基原，历史上也是循着细辛二字，不断优选，陕西华山产者虽是道地药材，后因资源短缺，人们寻找新的产地和基原，在东北发现辽细辛从细而辛的特征衡量，更具优势，并且栽培成功，资源充足，成为新的道地药材。

细辛是味好药，古今应用广泛而有效，但其经历也非一帆风顺。一为细辛之味浓烈，研粉吞服刺激咽喉，有人针对吞服散剂提出不过钱之建议，可后世不察，不问剂型，统称不可过钱(一钱约为3克)，使众多医者手脚被缚，有好药却治不好病。其实用煎剂三至五钱(10～15克)仍属正常剂量，《伤寒论》中细辛并不比其他药物份量轻多少。二是曾有一段时期因资源匮乏，误将叶与根合用，全草入药，后来发现细辛根中几不含马兜铃酸，而叶中却含，马兜铃酸伤害人体之肾，现代人走了一段弯路又回头了！可见古人很有智慧，自作聪明者往往会走弯路。

(5)**甘草**：味甘，平。主五藏六府寒热邪气。坚筋骨，长肌肉，倍力，金创尰，解毒。久服轻身延年。

按：甘草，味甘之草。《神农本草经》所选之药皆为特色显著之品，如甘草之味，人参之形，丹参之色，羊蹄之功等；中药命名非常直白，如甘味之草称甘草，既大又黄称大黄，节如牛膝称牛膝，果序如白发飘拂之老翁称白头翁，根细而辛称细辛等。

甘草根与根状茎甘味纯正，生于沙漠之中，这种特色是其他植物不具备的，因而被神农优选为上品之药，"主五藏六府寒热邪气"。

我国有甘草属植物八种，分为两类。有甘味的甘草、光果甘草和胀果甘草被选用；不含甘草甜素，不具甘味的刺果甘草、圆果甘草均被视作甘草伪品。

甘草是一类耐旱、耐寒和喜光的植物，分布于我国从东北到西北各地。根据甘草分布，有"西草"与"东草"之分，"西草"产于内蒙古西部及陕西、甘肃、青海、新疆等地，以直立主根为多，质实体重，粉性足，品质为优；"东草"产于内蒙古东部、黑龙江、辽宁、吉林、河北、山西等地，多为横生根状茎的条草，皮粗、质松体轻，品质次之。

(6)**苦参**：味苦，寒。主心腹结气，癥瘕积聚，黄疸，溺有余沥。逐水，除痈肿，补中，明目止泪。一名水槐，一名苦薏。

按：苦参，在六参(人参、丹参、苦参、紫参、玄参、沙参)中，唯一以味命名者。其实，六参除人参味甘外，其他五参味皆苦也。参类味苦的种类，均能主心腹结气，癥瘕积聚，但苦参一名水槐，言其生境与水湿相关，喜生田埂、坡脚等处，根深长，能利水退黄，所以治黄疸、溺有余沥，有逐水之功。

3. 形质

(1)**沙参**：味苦，微寒。主血积，惊气。除寒热，补中，益肺气。久服利人。

按：神农本草经六参之名，皆以药材形态、味道而命名，如人参，形如人；紫参、丹参、玄参，以色名之；苦参以味名之；沙参，则云其松泡之形也，此是桔梗科沙参属植物根之特色也。后人将"沙"理解成生长环境，遂出现沿海地区沙土生长的伞形科植物珊瑚菜之根作沙参，此参产北地，自明末，称为"北沙参"，而原来沙参则被迫改为"南沙参"。北沙参药材坚实，与原来沙参的形态、来源和生长环境均不同，功效如何能一致？混为一谈不合适也。用药要溯本求源，才能准确运用也。

(2)**肉苁蓉**：味甘，微温。主五劳七伤。补中，除茎中寒热痛，养五藏，强阴，益精气，多子，妇人癥瘕。久服轻身。

按：李时珍曰："此物补而不峻，故有从容之号。从容，和缓之貌。"肉苁蓉寄生沙漠中的梭梭等根上，肉质茎药用，味甘，微温。甘可补，肉苁蓉从沙漠木本之根吸取营养滋养本体，并贮于肉质茎中，药用则"主五劳七伤，补中，养五藏，强阴，益精气"也。肉苁蓉栽培已成功，药源有了保障。

(3)**茵陈蒿**：味苦，平。主风湿寒热邪气，热结黄疸。久服轻身益气，耐老。

按："茵"，"垫子、褥子"也。茵陈之幼苗丛生而密，多毛而绵软，正如软绵绵的垫褥。此苗生于上年的根上，因而称之为"茵陈"，茵陈为蒿类，合称"茵陈蒿"。茵陈春采幼苗，多毛而绵软，药材称为绵茵陈。或有不明神农命名之意，认为有"蒿"字，即是茵陈已开花结果呈蒿状之植物入药也。神农命名，是让后人准确认识本草基原植物，而不是指药材，"茵陈蒿"之名指其植物，而非药用部位。因此茵陈蒿的药用部位即今普遍使用的幼苗，药材即"绵茵陈"也。

(4)**贯众**：味苦，微寒。主腹中邪热气，诸毒。杀三虫。一名贯节，一名贯渠，一名百头，一名虎卷，一名扁符。

按：贯众形态独特，叶丛生地表，柄附着于地下根状茎上。叶片年年更新，叶柄下端为贮藏器官，肥大而不枯萎，年复一年，累加成串，被根状茎一线贯之，神农选为良药，命名"贯众"。

蕨类植物中，此类一线贯之植物广布全国，不仅形态相似，生态也高度相同，均生长在林下阴湿环境中，共同形态与生态，产生共同功能，在阴湿环境的地表上生长多年，必须具备对众多湿地虫菌的抵抗能力，并有利水和修复功能。当被用作本草，味苦，微寒，主腹中邪热气，诸毒，杀三虫。现代认识的清热解毒，凉血止血等功效也属贯众自身功能在人体的体现。

贯众具备同形（形态）、同境（生态环境）、同功（自身功能），而有同效（作为本草有类同功效）的类群众多，导致全国使用的贯众基原竟有八科五十八种，这是本草使用多基原典型之例，也是运用同形、同境、同功而具同效规律典型之例。

（5）狗脊：味苦，平。主腰背强，关机缓急，周痹寒湿膝痛。颇利老人。一名百枝。

按：神农以动物之形命名植物，并与人体疾病对应的本草，最典型者是牛膝（茎如牛膝，关节膨大而有力）和狗脊（根状茎如狗之脊梁，粗大而坚强）。牛膝可以治疗四肢拘挛，膝痛不可屈伸；狗脊则主腰背强，关机缓急。这是巧合还是必然？值得思忖！

天下真有形如"狗脊"之本草，并在神农时代被发现和运用。它们是高大的蚌壳蕨科植物金毛狗。它的根状茎粗大形如狗脊，其上密生金黄色长毛，倒置观之，俨似一条伏在地上黄毛小狗！"狗脊"生于亚热带南部及热带地区沟边或林下湿处，具有强腰膝、祛风湿，利关节之功，药性平和，"颇利老人"，是一种强壮腰膝的常用本草。

（6）牙子：味苦，寒。主邪气热气，疥瘙恶疡疮痔。去白虫。一名狼牙。

按：神农注意到仙鹤草之休眠芽，该芽为下年生长而萌，但其特色有五：一为萌发早，夏秋即已萌出；二为形尖长；三为颜色白；四为质之嫩；五为藏之浅，扒开浮土即可见。一物五特色，神农以形命名为"牙子"，"一名狼牙"。其自身之性，幼嫩浮浅之体必有较强防地下害虫伤害之能力，作用于人，则能主邪气热气而治疥瘙恶疡疮痔，去白虫也。后代改用全草，称为"仙鹤草"，转化为解毒、止血之功，牙子之功已无体现了。

（7）**牛膝**：味苦，平。主寒湿痿痹，四肢拘挛，膝痛不可屈伸。逐血气，伤热火烂，堕胎。久服轻身耐老。一名百倍。

按：牛之力集于膝，膝大强健则名"百倍"。本草中以"牛膝"命名者，必具牛膝之形与功也。

苋科植物牛膝，茎之节膨大明显，正如膝之关节，故以此而名。生长于下湿之地，甚至可以生长在流水之溪沟石边。药用其根，圆柱状而深长，扎入地下颇深。生于湿地，可利湿也；形之似膝，去膝之疾；根在下部，药力下行；去寒湿、缓拘挛，则轻身耐老矣。牛膝之力与药之功相合，给人以启发也。

（8）**石韦**：味苦，平。主劳热邪气，五癃闭不通。利小便水道。一名石䑕。生山谷石上。

按：植物生长的环境和由此产生的形态往往是识别最主要特征，也有助理解药性。"石韦"及"一名石䑕"两名皆是说明该药蔓延石上，其叶如皮，因韦、䑕均是"皮"也。

石韦蔓延石上，此石多藏于林缘溪边的半阴环境，沿石面常有涓涓细流。其叶如皮而厚，冬天不枯而抗寒湿，此环境生长的植物能清热利尿，神农云其"主劳热邪气，五癃闭不通，利小便水道"正是石韦生长环境与形态共同形成的功能。

（9）**茅根**：味甘，寒。主劳伤虚羸。补中益气，除瘀血血闭寒热，利小便。一名兰根，一名茹根。

按："茅根"之名，喻其根端似矛，能穿透阻挡生长的障碍物，作用于人体而"除瘀血血闭寒热"；后世添加"白"字，称"白茅根"，则掩盖了破溃之主要功能。药用根状茎，具贮藏之功，味甘，补中益气而主劳伤虚羸。生长于地下水位较高的坡坎阳生环境，又有利小便及下水(苗)之功。有医者用其穿透及利小便之功治老年前列腺炎所致小便不利，如任何先生验方：茅根80克，王不留行8~18克，乌药8克，有良效。

（10）**蒺藜子**：味苦，温。主恶血。破癥结积聚，喉痹，乳难。久服长肌肉，明目轻身。<small>一名旁通，一名屈人，一名止行，一名豺羽，一名升推。生平泽或道旁。</small>

按：蒺藜阳性铺地草本，生于路边，与其他植物相比，果四周硬刺是其特色，果球形，有五枚果瓣，每枚均有长短硬刺各一，球形之果无论如何着地，四周均是锐利的棘刺，人们行走必须主动避让，以防伤足，所以有"一名旁通，一名屈人，一名止行"等。药用果实，其刺之功，破通之力强，主恶血；破癥结积聚，喉痹，乳难。本身又为植物之种子，有补体明目之功，久服长肌肉，明目轻身。

4. 生态

（1）**车前子**：味甘，寒。主气癃。止痛，利水道小便，除湿痹。久服轻身耐老。<small>一名当道。生平泽。</small>

按语：此药神农用生态命名，车前，生于车之前，即在车之道上，"一名当道"。其子药用，全称"车前子"。

车前的特殊生态"当道"与"车前"，必耐践踏，车前之叶贴地而生，质厚，车碾人踩而不易损坏。在车之前，其他植物难以生长，因而阳光充足，这是"车前"的优越条件也，车前草可充分进行光合作用，积累营养去产生种子而繁殖。车行、人踏之路，土壤坚实多有低洼积水之处，这正是"车前"喜湿的环境。

土壤坚实，车前之根扎下能力要强；车前环境，要忍耐人马践踏和车行辗扎；车前又喜湿，阳光充足，种子营养储存丰富。这些习性，与车前子"主气癃，止痛，利水道小便，除湿痹。久服轻身耐老"相关也。车前属有多种植物，车前与大车前生于潮湿的路旁车前等环境，叶宽而光滑无毛，根须状多数，此类是正品，具备神农所云功效；另有一种车前属植物，如平车前、北美车前等，不生于潮湿环境，叶狭长有毛，有主根，此类与正品生态、形态不同，功亦有区别，不宜混用。

（2）**石南：味辛，平。养肾气，内伤阴衰，利筋骨皮毛。**一名鬼目。

按：李时珍曰："生于石间向阳之处，故名石南"。果球形，如豌豆大小，红色，鲜艳醒目，顶端有花脱落之痕迹，如面上之目，而称"鬼目"也。

石南为常绿小乔木，能分布到亚热带与温带交界的江苏、安徽、河南、陕西、甘肃一带，耐寒之性体现在叶上，叶无毛而耐寒，所以能养肾气，利筋骨皮毛。

（3）**羊蹄：味苦，寒。主头秃疥瘙。除热，女子阴蚀。**一名东方宿，一名连虫陆，一名鬼目。生川泽。

按：李时珍《本草纲目》曰："羊蹄以根名"，但根为什么叫"羊蹄"，却未说清。一位从新疆归来的朋友介绍"羊蹄"名之由来。在新疆，羊是牧民的命根子，一旦患上羊蹄疫，羊会一只接一只倒毙在草原上，对牧民来说，就是灭顶之灾。当地牧民用羊蹄全草置于羊圈门口的水池中浸泡，羊出入趟过此水，就能有效防治羊蹄疫，故称此草为"羊蹄"。此名来于功效而非其形态也。

羊蹄喜水，生长不避污水，在污秽水域，生长尤为旺盛，可知其抗病虫能力明显，神农选它"主头秃疥瘙，除热，女子阴蚀"。羊类牲畜，足与地面直接接触，最易感染病虫侵扰，有"羊蹄"护卫，可保无恙也。

（4）**水萍：味辛，寒。主暴热身痒。下水气，胜酒，长须发，止消渴。久服轻身。**一名水华。生池泽。

按："水萍"，"萍"即"浮萍"，"水"乃生境，合称"水萍"。水萍繁殖迅速，叶有青紫两色，飘浮水中，犹如"水华"。"华"者，"花"也。

水萍乃水中之物，"下水气"是其必备之功也；飘浮水面，则能"主暴热身痒"也。

现代，称为"浮萍"，并认为紫萍优于青萍，紫萍与青萍，两者同等入药。

(5)**蔓荆实**：味苦，微寒。主筋骨间寒热，湿痹拘挛。明目，坚齿，利九窍，去白虫。久服轻身耐老。生山谷。

按："荆"为常见灌木，山坡成片生长，常称"荆刺丛生"，枝条细长柔软，被作为刑杖使用，而有廉颇"负荆请罪"之说。"荆"之果实被神农选中作为药物，荆有两类，一为直立灌木牡荆，生在林缘、荒坡，果实细小，神农称为"小荆实"，功效"亦等"；另一类多生海边沙地，适应大风环境而匍伏地面蔓生，有单叶和三叶两种，果实倍于小荆，称为蔓荆，药用其实，称为"蔓荆实"。

蔓荆实今人以"疏散风热，清利头目"为主，蔓荆虽为树木，但能适应海边强风和潮湿气候而匍伏生长于少水的沙地，因而具备神农所云的"主筋骨间寒热，湿痹拘挛"之功，此类功效今被忽略，甚为可惜！

(6)**龙胆**：味苦，寒。主骨间寒热，惊痫邪气。续绝伤，定五藏，杀蛊毒。久服益智不忘，轻身耐老。一名陵游。生山谷。

按：以"龙胆"名之，知其有龙之性，并具胆之味也。龙行天地间，上腾于云，下沉于海，其功伟也；胆味苦，清降之性显也。"龙胆"生活于湿地水边，但又是阳性草本；药用其根，肉质细长而深入地下，味又极苦。"味苦，寒"之阳性湿地之须状深根，可清除"骨间寒热，惊痫邪气。"寒热除，邪气去，则五藏安定矣。生于下湿之地，具苦寒之性，杀蛊毒之功显也。具"龙"之性本草列于上经，自在情理之中。

5. 物候

(1)**夏枯草**：味苦，辛，寒。主寒热瘰疬，鼠瘘头疮。破癥，散瘿结气，脚肿湿痹，轻身。一名夕句，一名乃东。

按：植物生于冬，长于春，夏季到来则成熟休眠，名"夏眠植物"。它们与普遍植物盛长于夏相反，而有清热散结之功。夏眠之草众多，"夏枯草"为何独获此名？因为它的特征最为典型，生于阳性草地低湿之处，花序成密穗状，疏松膨大，夏季到来前迅速结实而成熟，留下枯黄膨松柱状果序顶于枝端，摇曳醒目，采而入药，最符夏枯之名，最具夏枯之性，因而独享"夏枯"之荣。

"夏枯草"是以植物之性命名，而非药用部位。它的药用部位是生长结束的果序，并顶于枝端。有误以全株称为"夏枯草"，而果序称为"夏枯球"分开用之，此为不明神农之意，神农乃选药物最佳部位药用也。夏枯草清热散结之功集中于人体之上部，如"主寒热瘰疬，鼠瘘头疮。破癥，散瘿结气"。又因生于阳性湿地，能治脚肿湿痹，而使人得以轻身。

(2)款冬花：味辛，温。主咳逆上气，善喘，喉痹，诸惊痫寒热邪气。

按：款者，至也，至冬而花，款冬花也。

(3)半夏：味辛，平。主伤寒寒热，心下坚。下气，喉咽肿痛，头眩，胸胀，咳逆，肠鸣，止汗。

按：半夏之名，古人释为"五月半夏生，盖当夏之半也，故名"。此说有误，半夏喜温和湿润气候，喜荫蔽环境，怕高温、干旱、强光照射。春回大地快速长出，夏天高温来时主动回避，待天气转凉又快速生长，在亚热带，一年出苗二三次，甚至九、十月还可见其开花结果。"半夏"之名不是来自五月生苗，而是为了避高温，夏天处于半休眠状态，一旦遇到凉爽气候，就抓紧生长，所以称为"半夏"。

(4)女贞实：味苦，平。补中，安五藏，养精神，除百疾。久服肥健，轻身不老。

按：女贞，常绿小乔木，凌冬青翠，李时珍称其有"贞守之操，故以贞女状也"。

女贞常绿，是能延伸至温带的少数几种常绿树种之一，耐寒之性显著，一也；此树六月盛花，七月果成，经过炎夏、爽秋，直到冬初，果由绿变紫，等待严寒考验，果实从孕育到成熟，长达九个月，几与人类胎儿孕育时间相等，孕期如此之长植物果实罕见也，二也；女贞花繁果盛，累累硕果压弯枝条，子孙兴旺，三也；冬季果熟，由紫变黑，并由苦变甘，在白雪茫茫之中以黑色点缀可口的食物，群鸟争啄而助其传播者，四也。一种植物果实有四大特色，当有特殊之功，被神农选中，亦为本草之幸事也！

女贞实"补中，安五藏，养精神，除百疾"，易于理解也。味虽苦，但性平，平补之药，久服可肥健，轻身不老也。

（5）**贝母**：味辛，平。主伤寒烦热，淋沥邪气，疝瘕，喉痹，乳难，金创，风痉。一名空草。

按：陶弘景曰："形如聚贝子，故名贝母。"明代《滇南本草》首次出现川贝母之名，《本草汇言》也云："川者为妙"。清代赵学敏《本草纲目拾遗》分为："出川者曰川贝，出象山者名象贝（即浙贝母）"。东部贝母名浙贝母，形大而味苦，以清肺功显；西部高山贝母名川贝母，形小而味偏甘，以润肺为佳。近代，东北地区所产贝母称平贝母，西北地区所产贝母称伊贝母，在川贝母资源匮乏时替代之。浙贝母与川贝母之间还分布有天目贝母、安徽贝母，药用称之皖贝母和湖北贝母，功效介于浙贝母和川贝母之间。

贝母为早春短命植物，生长周期仅60～100天，气温达25℃即停止生长，地上茎枯萎，以此名之"空草"。

贝母鳞茎在立夏前后植株枯萎后采挖，洗净泥土。川贝母一般用矾水擦去外皮后晒干；浙贝母按照直径大小分级后，擦撞去除表皮，拌以贝壳粉或熟石灰，使均匀涂布于贝母表面以吸去撞出的浆汁，然后晒干。

（6）**黄耆**：味甘，微温。主痈疽，久败疮。排脓止痛，大风癞疾，五痔鼠瘘，补虚，小儿百病。

按：耆，老也，六十为耆。在内蒙古赤峰，曾见一黄耆之根上部直径达五寸，足可生长60年以上，根色淡黄，神农因而命名为黄耆。李时珍曾释为："耆，长也。黄耆色黄，为补药之长，故名"。但观神农本草，黄耆之主功消肿排脓解毒也，只是最后才带上补虚，小儿百病。怎能说是"补药之长"？耆为"老"而非"长"也。

黄耆生长于温带地区，耐寒，喜干燥、阳光充足、土层深厚的土壤，根直而长，疏松而不坚实，以疏通人体内部瘀滞为主。张仲景《伤寒论》中并未运用黄耆，只在《金匮要略》中应用，有防己黄耆汤、黄耆桂枝五物汤，黄耆建中汤，黄耆芍药桂枝苦酒汤，桂枝加黄耆汤，乌头汤，防己茯苓汤等，运用黄耆走表行气，益气行痹，甘温建中，托毒生肌等，并非一概补之。

6. 习性

（1）**熊脂**：味甘，微寒。主风痹不仁筋急，五藏腹中积聚寒热，羸瘦，头疡白秃，面皯疱。久服强志不饥，轻身。一名熊白。

按：大型哺乳动物，常年活动，只有熊类进行冬眠，脂肪乃冬眠关键之物。此物被神农选中，作为补虚损、润肌肤，消积杀虫之良药。熊黑脂白，一名"熊白"也。

（2）**桑上寄生**：味苦，平。主腰痛，小儿背强，痈肿。安胎，充肌肤，坚发齿，长须眉。一名寄屑，一名寓木，一名宛童。生川谷。

按：寄生植物，是植物界中别具特色的一类植物，它们或完全依赖寄主生存，肉苁蓉、菟丝子是也，称为"全寄生"；另一类依赖寄主，也有自己绿叶制造营养，称为半寄生，桑上寄生是也。有特殊之习性，也会有特殊之功能。神农针对此类植物，共选三种药物，一为肉苁蓉，寄生梭梭根上，用肉质茎，以补为功；二为菟丝子，寄生在草本植物之上，药用种子，主续绝伤，补不足，益气力，肥健人；三为桑上寄生，寄生在乔木树干枝条之上，药用枝，叶，则主腰痛，小儿背强，补人躯干及四肢也。前两种全寄生，以补为主，而桑上寄生为半寄生，非全补也。

寄生植物与固胎有关，桑上寄生有安胎之效。菟丝子后人也记载有固胎之功。

（3）**石龙子**：味咸，寒。主五癃邪结气。破石淋下血，利小便水道。一名蜥蜴。生川谷。

按：形似龙而小，栖息石山而非水中，名之"石龙子"。石龙子与众不同者有断尾求生之能力，析，原义破木，即分割，分开也；易有替代也，合成"蜥蜴"，断尾求生本能之体现也。

（4）**卫矛**：味苦，寒。主女子崩中下血，腹满汗出。除邪，杀鬼毒蛊疰。一名鬼箭。

按：卫矛之茎有特殊的棕色翅状木栓，神农称为卫矛与鬼箭均十分形象。此物特殊之形态，植物自身具备的特殊之功，应用于人体同样有祛瘀，除邪之能。

（5）**景天**：味苦，平。主大热，火疮，身热烦邪恶气。一名戒火，一名慎火。

按：景天，肉质本草，地上茎密集丛生，具防止火势蔓延之功，民间多喜植于土墙之上，以防火也，故有"戒火""慎火"之名。景天除热之效明显，主大热，火疮，身热烦邪恶气。"景天"之名，源于神农，后来植物学家将景天属分家，另造一顶"八宝"之帽套在"景天"头上，溯源归真，仍将植物名回归"景天"。

（6）**水蛭**：味咸，平。逐恶血瘀血月闭，破血瘕积聚无子，利水道。生池泽。

按："蛭"，"至"也，此物生于水中，附至体表，吮吸血液，名为"水蛭"。

水蛭与蚯蚓均是环节动物。水蛭体扁平，由相似体节组成。神农从环节动物中选取两种，生于土中者蚯蚓和生于水中者水蛭。水蛭生于水中，以吸血为生，全体入药，逐恶血，利水道是其功也。

（7）**白颈蚯蚓**：味咸，寒。主蛇瘕。去三虫伏尸，鬼疰蛊毒，杀长虫。仍自化作水。生平土。

按：李时珍曰："蚓之行也，引向后申，其墤如丘，故名蚯蚓。"

《本草图经》："白颈是老者耳"。

蚯蚓是环节动物，体圆柱形，由相似的体节组成，能自由生活。神农从此类动物中选出两种，一是生于土中之蚯蚓，全体入药，用于对抗人体在湿生环境中易生的疾病；二是生于水中之水蛭，吸血为生，药用其逐恶血，利水道之功。

（8）**卷柏**：味辛，温。主五藏邪气，女子阴中寒热痛，癥瘕血闭绝子。久服轻身和颜色。一名万岁。生山谷石间。

按：此物生于石壁之上，叶似侧柏，干则失水卷曲，神农据此命名"卷柏"。有雨水滋润，则又舒展变绿，这种反复由"死"复活现象，获一别名"九死还魂草"。

贴石生长，寒暑直对，阴晴独当，不备水分与食粮，靠天生长，体内无秽物，神农取用人体，则"主五藏邪气，久服轻身和颜色"。卷柏"死"而复生，贴生石壁，耐寒暑，啃石为营养，神农又用于"女人阴中寒热痛，癥瘕血闭绝子"也。

（9）**合欢**：味甘，平。安五藏，利心志，令人欢乐无忧。久服轻身明目，得所欲。

按：地球围绕太阳公转形成年节律，还自转形成昼夜节律。地球上万物适应昼夜节律而作息有时，人也如此。若与昼夜节律不协调，就会出现失眠等症状。植物同样要适应昼夜节律，合欢乃典型之例。合欢叶朝开暮合，被神农利用调节人类与地球自转节律不协调的失眠状态，"主安五藏，利心志，令人欢乐无忧也。"其实，植物之叶有朝开暮合习性，说明它们能调节自身顺应昼夜节律变化，作用于人体是否也有类似作用？民间也有说法，在民间广泛运用花生叶治失眠，也颇有效，其叶朝开暮合；含羞草生于南方，叶也朝开暮合，同样有安神之功；生于水中的蕨类植物苹，叶子也是朝开暮合，功亦安神；酢浆草科植物酢浆草叶也朝开暮合，临床报道治疗失眠有效。从自然现象观察发现生物规律，调节人体失调，这是神农早就运用的思维和方法，并且优选出系统有效的药物。

7. 分泌

（1）**杜仲**：味辛，平。主腰脊痛。补中，益精气，坚筋骨，强志，除阴下痒湿，小便余沥。久服轻身耐老。

按：在所有的植物中，只有杜仲皮中胶丝最多，折断之后仍连而不分，真有"打断骨头连着筋"之感觉。神农用它主腰脊痛，有补中，益精气，强筋骨，强志之功，久服轻身耐老。这正是老年人的一味药性平和壮筋骨好药。

（2）**干漆**：味辛，温。主绝伤。补中，续筋骨，填髓脑，安五藏，五缓六急，风寒湿痹。久服轻身耐老。

生漆　去长虫。

按：漆，木汁也。木之汁，以补人之液，粘人之体，而有"主绝伤，补中，续筋骨，填髓脑，安五藏，五缓六急，风寒湿痹"之功。漆以陈为好，药用"干漆"。"生漆"，即新鲜漆汁，有毒，具杀虫之功。因生漆乃漆树受伤后流出之汁，是自我防御之物，去长虫乃自身需求也。

（3）**泽漆**：味苦，微寒。主皮肤热，大腹水气，四肢面目浮肿，丈夫阴气不足。

按："漆"乃植物精华之物，在泽漆则为乳汁，外流用以防御，内行流通调节和滋养自体；"泽"乃生态，喜欢生长在潮湿之处，合而称之"泽漆"。"漆"是泽漆体内所含白色乳汁，对人皮肤有刺激，神农用泽漆内调自体及御外之功而"主皮肤热，大腹水气，四肢面目浮肿"；用泽漆精华之物，以填补"丈夫阴气不足"也。

（4）**牛黄**：味苦，平。主惊痫寒热，热盛狂痓。除邪逐鬼。

按：牛之结石被神农称为"牛黄"，选作良药，智慧之举也。牛黄集清心凉肝，豁痰开窍，清热解毒于一体，无可替代之药也。

（5）**麝香**：味辛，温。辟恶气，杀鬼精物，温疟蛊毒，痫痓，去三虫。久服除邪，不梦寤魇寐。

按：成年雄麝腹下有香囊，分泌麝香，八九月为泌香盛期。此习性十分罕见，也极有特色，神农选此以开窍醒神，活血散瘀，真乃良药也。

（6）鹿茸：味甘，温。主漏下恶血，寒热惊痫。益气强志，生齿不老。

按：成年雄鹿每年四至八月份为生茸（嫩角）期，表面密被茸毛，九月份停止生长，茸皮脱落，角则骨化。骨化之角用于配种期雄鹿殴斗之器及冬季雪下寻食工具，次年春季自行凋落再生新茸，这是鹿之特殊习性，而牛、羊、犀之角皆连续生长而不凋。诸角或咸或苦，唯此味甘，茸角及由角所熬之膏（白胶、鹿角胶）皆被神农所选而为良药。

8. 功效

（1）蚤休：味苦，微寒。主惊痫，摇头弄舌，热气在腹中，癫疾，痈疮，阴蚀。下三虫，去蛇毒。一名蚩休。

按：蚤是害虫，蹦跳之冠，叮咬难受，驱除不易。本品能使跳蚤骚扰休止，即"蚤休"也，自可杀虫除毒，治疮也。一名蚩休，"蚩"字上为人脚之止，下为蛇之虫，上下相合，人被蛇咬伤。"蚩休"者正是该药"去蛇毒"之功也。

蚤休生于林下阴湿处，根状茎药用，味苦微寒，清热解毒，杀虫之功显，乃自体在环境中之需也。

（2）海藻：味苦，寒。主瘿瘤气，颈下核。破散结气，痈肿，癥瘕坚气，腹中上下鸣，下十二水肿。一名落首。生池泽。

按：海洋植物以藻类为主，藻体较大可供药用者仅有绿藻、红藻和褐藻三类，三者之中以褐藻最具特色。"海藻"属于褐藻类，是神农选择唯一的海洋植物。

"海藻"株型中等，最适合本草运用；资源丰富，南北沿海均有分布；功效稳定，破瘿利水之效显著。海洋藻类有很多类型，后世陆续选用了43种药物，来源于29科80多种植物。但神农为何只选"海藻"一种？

《名医别录》在"海藻"之外，又增加了"昆布"。"昆布"在后世与"海藻"并驾齐驱，成为两种常用中药，历代医者处方时也多两药并用，以示郑重。观两者药性，会感到纳闷：性味均为咸，寒；功效均为消痰软坚散结，利水消肿；均是主瘿瘤，瘰疬，睾丸肿痛，痰饮水肿；用量也完全相同；这两种功效完全一致者置于一起应用，是增强疗效还是互相干扰呢？

神农选药原则是从同类群、同环境中，选择大小适中，分布广泛，资源丰富，繁殖方便，功效显著之品；而相同疗效，功不显著者皆不考虑。大海之中，因为海水的运动，环境基本一致，因而药物再多，功效基本一致，从中选择最具代表，功效最显著者就可以了；所以"海藻"是海洋植物中奠基之药、根本之药，其他增加再多种类，也只是辅助而已。

(3)**淫羊藿**：味辛，寒。主阴痿绝伤，茎中痛。利小便，益气力，强志。一名刚前。

按：淫羊藿，李时珍曰："豆叶曰藿，此叶似之，故亦名藿"。陶弘景曰："服此使人好为阴阳，西川北部有淫羊，一日百遍合，盖食藿所致，故名淫羊藿"。

此药基原甚多，从东北的朝鲜淫羊藿到华北的淫羊藿，从西部的柔毛淫羊藿，到亚热带地区的箭叶淫羊藿，再至西南的巫山淫羊藿；叶从纸质、形圆而冬眠到革质、窄长而常绿；这些均是同属植物对不同地区生态环境适应的不同状态。同属多种同等药用，功效除神农所用的补肾壮阳外，现代还增加了强筋壮骨，祛风除湿之功。在使用中应据不同需要而选择不同产地之种类以提高疗效。

(4)**防风**：味甘，温。主大风头眩痛，恶风，风邪目盲无所见，风行周身骨节疼痹，烦满。久服轻身。一名铜芸。

按："防风"一名颇具特色，防者，御也，其功疗风最要，故名。药用为伞形科防风属植物防风，该属仅此一种，产东北与华北等地。道地药材称为"关防风"，主产东北地区的黑龙江、吉林及辽宁，以黑龙江产量最大。历代使用的防风，在南北朝之前主产河北与山东；宋代以后淮河流域和浙江一带均产。不同时代不同产区的种类并不相同。即使在现代，也会出现地区习惯用药品种"川防风"和"云防风"，与正品防风来源不同。由此可见，本草的品种有逐渐优选的演变过程，防风从早期偏南地区的河北、山东逐渐北移至东北，而其他地区使用过的种类或作为地方惯用品，或因疗效不佳而淘汰，或因资源短缺而消失，最后优选出东北的道地药材"关防风"。

七、本草不远人

认识本草，才能更好地学习本草。

（一）身边处处有本草

人是自然的人，在自然中生存，饮食的食物与水是自然中产生的，呼吸的空气也在自然之中。神农选择纠正人体不正常状态，也就从人所在自然中选择自然之物，并且本草就在人的周围，想认就有机会。

1. 植物类 神农所选的本草共 365 味，绝大多数是植物类，共 257 味，占总数的 70.4%。其中有粮食、蔬菜、果类、园林植物及我们周围熟识的植物，如以下 93 味。

（1）常食用的本草（约 28 味）：有芡实（食用芡菜的种子），鸡头实（水生的芡实），藕实茎（莲藕），羊桃（猕猴桃），桃核仁（桃或山桃的种仁），杏核仁（杏的种仁），梅实（梅的果实），大豆黄卷（大豆经发芽加工而得），蜀椒（花椒），橘柚（橘皮），龙眼（桂圆肉），大枣，酸枣（野生的酸枣），葡萄，冬葵子（蔬菜冬葵的种子），姑活（冬葵的苗），白瓜子（冬瓜种子），瓜蒂（香瓜的瓜蒂），胡麻（芝麻种子，油料作物），青蘘（芝麻苗），百合（百合鳞茎），乌韭（韭菜），葱实（葱的果实），薤（小根蒜鳞茎），薯蓣（山药），薏苡仁（薏苡果实），干姜（姜），桑耳（木耳）等。

（2）常见花草树木（约 45 味）：有赤芝（灵芝类赤芝），紫芝（灵芝类紫芝），淮木（银杏），松脂（松树脂），柏实（侧柏之种仁），柳华

（柳树花序），榆皮（榆树皮），芜荑（大果榆果实加工物），杜仲（常栽园林树，叶有胶丝，树皮折断有丝相连），桑根白皮（桑树根皮去掉粗皮部分），蓼实（辣蓼果实），地肤子（农家栽培扎扫把用，嫩苗蔬用），牡丹，芍药（常见栽培花卉），石南（极常见的园林树种，春天发出紫色之叶），营实（野蔷薇或蔷薇的果实），合欢（园林常见树种，叶昼开夜合），皂荚（皂荚树的果实），百棘（皂荚的枝刺），槐实（园林随处可见的槐树果实），黄环（园林栽培的大藤本），楝实（楝树果实），栾华（秋天盛开黄花的园林树种栾树之花），栝楼根（常见植物栝楼，现普遍栽培取籽作食品"吊瓜子"），王瓜（栝楼的果实），女贞实（常绿园林树种女贞果实），栀子（园林常栽开重瓣的栀子作观赏，单瓣栀子结实名栀子），枸杞（常见，苗作蔬，根皮与果作药），桐叶（泡桐的叶），梓白皮（梓树根白皮），紫葳（凌霄花），车前子（车前草种子），别羁（忍冬，花称金银花），葈耳实（苍耳的连总苞果实），菊花，草蒿（黄花蒿），庵䕡子（艾蒿果实），麦门冬（普遍栽培在园林树下），竹叶，茅根（最常见的禾本科植物，根状茎药用，味甘），菖蒲（生于净水中的水菖蒲及山区石菖蒲，药用根状茎），香蒲（菖蒲之苗），蒲黄（蒲草之花粉），水萍（水面上浮生的紫萍或青萍），兰草（兰花的全草）等。

（3）周围常见的植物（约20种）：有石长生（凤尾草），白英（构树，果实楮实子），萹蓄（常见杂草，蓼科），羊蹄（蓼科羊蹄，污水沟中多见），商陆（美洲商陆传入后，各地均有生长），牛膝（常见，节膨大似膝），蛇含（路边常见的蛇莓），酸酱（即房前屋后的酢浆草），泽漆（春天生，夏天枯，又称猫儿眼睛草，五朵云），防葵（夏天铺于空旷地的地锦草），络石（夹竹桃科常绿木质藤本，生于阴湿度较高的低海拔林中），积雪草（唇形科连钱草），茺蔚子（常见的益母草果实），水苏（薄荷，可作蔬菜），假苏（荆芥，可作蔬菜），苦菜（山区普遍采用的白花败酱嫩茎叶，可常年服用），射干（多栽培观赏，橘黄色花），鸢尾（多栽培观赏，花碧蓝而大），石龙刍（生于沼泽地中的野灯芯草)，爵床(爵床科小草，夏天林下颇多)等。

2. 动物类 神农所选动物药64味，常见常用就有50味，占其大半。

(1)食用动物：约11味，如蟹，乌贼鱼骨、牡蛎、石蜜、鲤鱼(胆)、蠡鱼、龟甲、鳖甲、鴈肪、丹雄鸡、豚卵等。

(2)常见饲养动物：约14味，如白僵蚕、蜜蜡、燕屎、牡狗阴茎、熊脂、阿胶、白马茎、鹿茸、白胶、牛角䚡、牛黄、羖羊角、六畜毛蹄甲、发髲等。

(3)常见的小型动物及熟识的大动物：约25味，如白颈蚯蚓、水蛭、蛞蝓、鼠妇、蜈蚣、衣鱼、蜚蠊(蟑螂)、蚱蝉、萤火、蜂子、露蜂房、虾蟆、蛇蜕、伏翼、䗪虫、桑螵蛸(螳螂卵鞘)、蝼蛄、斑猫、蛴螬(推屎虫)、蛴螬(土蚕、地老虎)、石龙子(蜥蜴)、鮀鱼甲(扬子鳄)、猬皮(刺猬)、羚羊角(羚羊)、犀角(犀牛)等。

3. 矿物类 神农所选44味，通常可接触的约12味。如：大盐(食盐)、石膏、滑石、矾石(明矾)、铁落、石硫黄(硫黄)、石灰、石钟乳(石灰岩溶洞可见)、殷孽、孔公孽(同石钟乳生境)、白石英(石英石)、磁石(磁铁矿)等。

以上统计，植物类有93味，动物类有50味，矿物类有12味均在我们周围，平时或已认识，或稍加注意就可认识，共约160味。《神农本草经》合计365味，我们周围已有160味，占总数的44%，有这些种类垫底，再向前学就不困难了。

(二)通过药材识本草

神农所选本草都是非常有特色的，因为要治好人体疾病，本草非是平庸之辈，各自都有自己的特有气、味、颜色、形态、习性等，这些留在药材、饮片上，也是学习本草的好材料。习中医药者，可抽出时间到药材市场、中药房内体会实践，这样很快就会获取很多中药材特有信息，如：

1. 以形取之 人参(人形)，沙参(直长而松泡)，卷柏(枝叶卷曲如拳），贯众（一线贯穿），狗脊（如黄毛小狗），牙子（根状茎芽尖长而白），蒺藜子（果实似蒺藜），大黄（既大而黄），卫矛（茎上木栓羽片，质轻），黄耆（直立淡黄而有豆腥气），石韦（叶厚，背有密生黄毛），麻黄（细细枝条，有节），茯苓（真菌，硕大团块状，外皮黑，内白），猪苓（菌块，表面凹凸不平团块状，内白色），雷丸（黑色坚硬，弹丸状），乌头（乌鸦头状，黑色），附子（附于乌头之侧，上未发苗，没有芦头），天雄（似乌头而长），鬼臼（根状茎的茎痕呈臼状而大），鹿藿（圆形颗粒，半夏大小，内面黄色），连翘（果实，二裂），钩吻（即钩藤，刺半环状似钩），茜草（根细长，红棕色），紫草（根疏松层状，紫色），黄芩（根如细指，内黄色，味苦），夏枯草（果穗黄褐色，圆柱状松泡），丹参（根圆柱形，表皮色鲜红），玄参（黑色，块状），干地黄（加工后变黑，软，味甘），紫菀（根状茎有紫色细穴，紫色，肉质须根亦紫），茵陈蒿（幼苗，软绵绵，毛绒绒状，白色），知母（根状茎节长而白，硬，味苦），贝母（似聚贝样），女萎（即玉竹，细长白色根状茎，味甜），蚤休（根状茎一端粗一端细，节密生），天门冬（剥皮之块根，粘手，味甜），巴戟天（根状茎有菱角状硬刺），莨草（百部，成束块状白色块根），半夏（单粒，扁平，圆形白色块茎），虎掌（块茎四周有分蘖的小块茎），天麻（半透明扁平白色有横纹的块茎），白及（结节状白色块茎），石斛（肉质石生短茎，味甘），木兰（草质，树生，长茎，味苦），海藻（褐色软体枝叶状褐藻），松萝（细条索状柔软有环纹之枝状地衣），厚朴（皮厚而香，味苦），牡桂、菌桂（皮厚，香甜），蘖木（黄色木质茎），淫羊藿（坚硬质地之常绿叶，边缘有刺状齿），蔓椒（根成束，黑色），葛根（粗大，内白色多粉，纤维密集），远志（小草之根皮，味甜），芫花（蓝色，干后成团之小花），五加皮（根皮，略带香味），独活（羌活，黑色，或灰褐色，节明显，芦处突起），芎䓖（根状茎团块状，内多空疏），肉苁蓉（肉质茎干燥后质重而硬），旋复花（干后花散开，可见冠毛白色），款冬花（早春采的花蕾，柔软），泽泻（水中之块茎，节密集，卵形）。

动物贝子、马刀，马陆，雀瓮及矿物龙骨、龙齿、空青、石脂、雄黄、雌黄、水银、代赭石、丹沙、云母均非常典型，有特色。

药材之形有特色可供识别者约76味。

2. 以味辨之 甘草之甘，黄连、苦参之苦，细辛之辛，龙胆须根而苦，秦艽根纠集亦苦，桔梗根白长而微苦带辛，山茱萸果实红色而甘。

3. 以嗅分之 白鲜膻气，木香树干木材质轻而香，杜若根状茎香气浓，蛇床子果实细小而略香，白芷之根香味浓也，当归有种特殊之香，徐长卿须根香味经久不散，术有种特殊香气，麝香之香非常浓烈，天鼠屎类臭气，败酱有腐酱之气。以嗅味辨之，又有多种特征明显。

观察药材可以轻易了解约95味本草，与前项相合共255味，占整体药物70%，真是一了不起的成绩！我们只要稍加留心，就有这么大的收获！我们明白了本草就在身边的道理，学本草不再是困难的事。学本草真是太方便！太简单了！也真的体会到学本草并不难，畏而却步者是懦惰者，迎着困难而上是勤奋者，由此路直入，真正认识200多种《神农本草经》药物并不难，再努力，大多数种类都可成其知心朋友。本草不远人也。

献身中医药，本草是朋友，侍候在君旁，待您来拈手。

瞅瞅常见物，遍地皆是宝，只要善观察，均是知己友。

八、功效来自身

本草90%种类来于自然界与人相似环境中的植物与动物，它们与人结合调节人体才变成了本草。这些原本是自然界的动、植物，它们为谁而生、而长、而制造内在的物质？是为人类治病的需要吗？看到后一个问题，人们也许会觉得提问者怎么会提这样的低级问题？因为自然界动植物并不了解人类的需要呀！再者，它们出现和繁衍时间远远早于人类，怎么会为人类而生而长而制造物质？那么，它们为了什么？很简单，为自身！包括选择环境，适应环境产生的形态、习性、生长周期，以及由此而制造的物质，这些物质调节自己而更好适应环境和生长、繁衍。从药用生物去考虑，到自然中考虑，这是神农所走之路，是中医药发展之路，是本草建立之路，舍此将一无所获，顺此则一路收获，继承神农伟业，发扬光大，福泽子孙，德济寰宇。

（一）形态习性是外显

1. 生物形态与功能

生物形态，从外到内，大至整体，再至器官、组织、细胞、分子……其实，现代重视的化学，只是一种通过提纯分离后的微形态而已。

从大形态看，藤本植物之藤从自身形态，适应环境的能力，综合判断，多能祛风湿；植物具有刺等尖锐之力多有祛风、破溃之功；植物用根或根状茎储藏营养为下一年生长之需，用种子储藏营养为下一代生长之需，所以根、根状茎、种子类本草选择之多，也多有滋补强壮之功；种子是植物下一代生命，保护安全最重要，所以有很多种子具有毒性，如巴豆、蓖耳实、银杏、楝实、莨菪子等。植物茎、叶是生长之需，不断新陈代谢是其特性，人们食用很多植物茎叶，很多茎叶也可作用本草，解表、通利是其功也。花对植物只是一过性，保护幼胚，吸引昆虫传粉，所以花类本草可调节人体生育功能，并不养胎。

从微形态观察，很多植物的细胞中含有草酸钙、碳酸钙晶体，尤其是草酸钙针晶束，那是植物微观防御物，半夏、虎掌的"毒性"主要是针晶束刺激上消化道黏膜，半夏置放陈久后，针晶束崩解，就无刺激了，六陈歌中有"半夏"。有毒的化学物质，是另一类生物体内的防御物，它们毒杀胆敢食用的其他生命，但不会自杀，因为在自体中，这种物质是被修饰保护的，只是到需要时，才释放出来。若本草被提取单体后，多数成为有毒之物，就缘于此。明白此理，盲目利用单成分开发新药的步伐就会减缓下来。

生物颜色既与化学物质有关，也与它的生态相关。如藻类植物，深海中为褐藻，色深褐；浅海中为红藻，色紫；而海洋表层之藻多为绿藻，绿色。山谷、密林之中植物叶深绿，而强光下叶色则浅。有时植物春天发出嫩叶紫色，后渐变为绿色……不同颜色有时与功效有一定的联系，如鲜红颜色者多与人体血液有关，白色者多与呼吸器官相关，黄色者与肠胃有一定的相关性。

2. 生物习性与功能

水蛭、虻虫吮血，可以破人体之瘀；动物之锐角，有安心气，主百毒，去恶血注下等。蛇之蜕，主小儿百二十种惊痫、瘛疭、癫疾寒热等。

辛夷孕蕾期长，其中香味浓郁，主五藏身体寒热，风头脑痛，面黚；女贞实孕实周期最长，主补中，安五藏，养精神，除百疾。

合欢之叶昼开夜合，与地球自转节律相吻，守时之代表也，合欢皮及花均是安神之良药；民间多选另一种昼开夜合之草本油料作物落花生之茎叶，同样也有安神功效，推而广之，诸多民间称为"夜关门"的植物均属此类功效也。

（二）生态才是本草魂

生物生长、发育、繁殖都在环境之中，大气候的地域变化，小生态的昼夜变化，均时时刻刻影响着生物。而生物的形态结构、物质、功能，除与传承相关外，均是生态所造就。神农选择本草，运用了以下方法。

1. 不同类别

从遗传的角度考虑，尽可能选择不同类群，对生态将有更多特色的适应方式。《神农本草经》中选择植物 94 科 257 味，动物 50 科 64 味，矿物选择了 13 类（钠、钾、镁、钙、铝、硅、铁、铜、砷、汞、铅）等化合物及其自然元素，共 44 种，选择的可谓广泛多样。

从植物看，有藻类、真菌类、地衣类、蕨类、裸子植物、被子植物，各类齐全，一些重要的科是选择的重点，如桑科、蓼科、木兰科、樟科、毛茛科、芍药科、蔷薇科、豆科、大戟科、芸香科、葫芦科、五加科、伞形科、木犀科、茜草科、唇形科、桔梗科、菊科、百合科、天南星科、兰科等。选择的类别既全面又重点突出。

2. 特色种类优选

神农所选种类，特色优先，如：

(1)皮类本草：厚朴、杜仲、牡桂、菌桂、桑根白皮、五加皮、白鲜皮、远志根皮。从厚的、有丝的、香甜的，绵长的，木、草、根皮、树皮均照顾到了，并且都是出色的。

(2)根类本草：如形态独特的人参，功效卓著的乌头、附子，又大又黄的大黄，硕大深藏的葛根，又细又辛之细辛，又细又香的徐长卿，细而肉质苦味的龙胆，麦冬、天冬、白敛、百部等各种块根又被收集殆尽，真是琳琅满目，应有尽有！

再从根状茎、茎叶、花、果实、种子，动物，矿物分析，皆是特色显明。

3. 特色生态有好药

神农选的本草，有大海中的海藻，牡蛎、乌贼鱼骨、贝子，有高山的大黄、贝母、当归、羌活、秦艽，有淡水中的泽泻、藕实茎、鸡头实，也有潮湿环境的车前子、积雪草、蛇床子、泽漆、陆英，有生于沙漠和草原中的麻黄、甘草、肉苁蓉、柴胡，又有生长在家前屋后的萹蓄、蓼实、栀子、榆皮，生态之中最重要因子是光、温、水，还有土壤与大气等。不同生物对这些因子适应的不同，而形成各自特色，被选择后就成了良药。

4. 分布更显本草功

纬度分布与气候带(温度)关系密切，温带的本草有人参、黄耆、甘草、麻黄、五味子、细辛、枸杞、肉苁蓉等，亚热带北部的本草女贞、黄连、白术、牡丹皮、茯苓、天麻等，亚热带南缘则有牡桂、菌桂、莽草、龙眼、钩吻、木香、橘柚等。

经度分布与湿度相关，如东部湿润，特色本草有海藻、泽泻，中部半湿润，贝母、石韦、茯苓等，西部干旱，特色本草为麻黄、肉苁蓉、黄耆等。

海拔分布与温度、湿度、大气均有关系，贝母以川贝分布最高，其次是伊贝、平贝、浙贝等，它们对海拔的不同要求就决定了自己的形态大小、分布区域、药用功效的不同。

王德群

2017 年 8 月

药名索引

233